LES ACTUALITÉS MÉDICALES

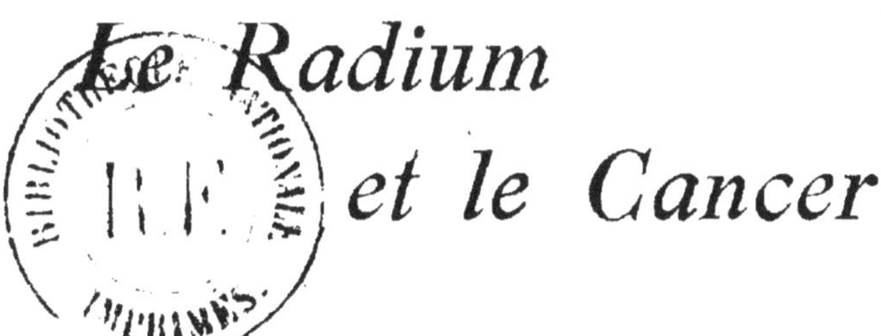

Le Radium et le Cancer

LES ACTUALITÉS MÉDICALES

Le Radium

SON EMPLOI

dans le Traitement du Cancer

DES ANGIOMES, CHÉLOÏDES, TUBERCULOSES LOCALES ET D'AUTRES AFFECTIONS

PAR

Louis WICKHAM
Médecin de Saint-Lazare,
Ex-chef de clinique à l'hôpital St-Louis.

Paul DEGRAIS
Ex-chef de laboratoire à l'hôpital Saint-Louis.

Chefs de service au *Laboratoire biologique du Radium*.
Lauréats de l'Académie de médecine.

Avec 53 figures dans le texte

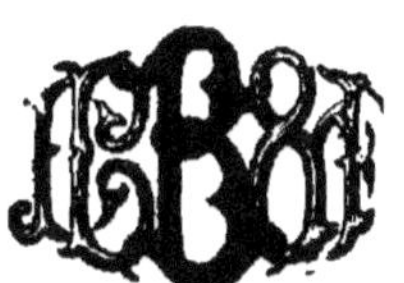

PARIS
LIBRAIRIE J.-B. BAILLIÈRE ET FILS
19, rue Hautefeuille, près le boulevard Saint-Germain

1913

LE RADIUM

SON EMPLOI DANS LE TRAITEMENT DU

CANCER

DES ANGIOMES, CHÉLOÏDES, TUBERCULOSES LOCALES

ET D'AUTRES AFFECTIONS

PRÉFACE

Qu'est-ce au juste que le Radium ?

Quels sont les malades auxquels la radiumthérapie peut rendre service ?

Jusqu'où s'étend l'utilité du Radium dans le traitement du cancer ?

Telles sont les questions d'actualité physique et médicale auxquelles nous nous proposons de répondre.

Cette étude sera limitée à un court exposé des caractères physiques du Radium et à un rapide aperçu des recherches et des résultats thérapeutiques auxquels nous nous sommes plus particulièrement attachés.

Il ne s'agit point ici d'enseigner les méthodes et les techniques qu'on pourra trouver détaillées dans notre traité de *Radiumthérapie* (1), mais de présenter aux praticiens de médecine générale et au public, lecteur des revues scientifiques, que ces questions intéressent, une mise au point simple et brève.

Nous ne voulons pas dans ce travail consacrer de chapitre à l'historique ; cependant, à l'heure où existent déjà et s'annoncent, tant à l'Étranger qu'en France, des institutions philanthropiques et scientifiques destinées à poursuivre l'étude des applications du Radium, nous croyons juste de souligner l'œuvre antérieure et primordiale accomplie en France. C'est en effet dans le pays de la découverte du Radium qu'ont eu lieu, par Danlos, les

(1) Wickham et Degrais, Radiumthérapie, 2e édition, 1912, 376 pages, 149 planches et gravures. La première édition, parue en mai 1909, a été traduite en anglais et en allemand.

premières recherches thérapeutiques (1900), qu'ont paru les premiers traités de radiumthérapie, et qu'a été fondé *le premier* des centres d'études médicales du Radium, sous le nom de *Laboratoire biologique du Radium*.

Avant cette fondation, les résultats obtenus étaient intéressants, mais l'emploi d'appareils à radium de construction insuffisamment bien comprise, et disséminés en petit nombre entre quelques mains sans la collaboration immédiate de physiciens, n'avait pu aboutir qu'à un développement fort lent, au point que l'expression même de *radiumthérapie* n'était pas encore en usage.

Le Laboratoire biologique du Radium fut créé en 1906 sur la base d'une première série de recherches favorables (1). Cette institution, avec ses services de physiologie et de pathologie interne (Dominici), de pathologie externe (Wickham et Degrais), de physique et de chimie, en permettant, par l'association des recherches physiques et médicales, la mise au point de techniques nouvelles et décisives, la découverte d'applications thérapeutiques importantes, la connaissance histologique des effets produits par le Radium sur les tissus, a donné à la radiumthérapie une impulsion définitive, et, à ce propos, nous nous plaisons à rappeler la valeur des travaux de notre collègue et ami le Dr Dominici.

Aussi ne devra-t-on jamais oublier, quels que soient le développement et l'importance ultérieurs que prendra la radiumthérapie, le rôle de *primum movens* joué par ce Laboratoire, rôle qui s'est exercé à la fois dans le domaine scientifique, éducateur et philanthropique. C'est là en effet que la plupart des radiumthérapeutes actuels, élèves d'abord passés maîtres ensuite, sont venus recevoir l'enseignement direct qui leur a été largement prodigué ; tandis que les autres ont subi l'influence des communications scientifiques qui y ont été élaborées. C'est là aussi que pour la première fois des appareils à radium ont été chaque jour mis à la disposition des malades nécessiteux, pour leur traitement, soit à l'hôpital, soit dans nos services mêmes.

Bref, ce Laboratoire, qui est soutenu et dirigé *exclusivement* par les chefs des services médicaux, s'est comporté comme un centre d'école assumant la responsabilité du développement méthodique, prudent et raisonné, d'une branche nouvelle de la physiothérapie.

(1) L. Wickham, Quelques notes sur l'emploi du Radium en thérapeutique (*Ann. de dermat.*, oct. 1906).

I. — CONSIDÉRATIONS GÉNÉRALES SUR LE RADIUM ET LA RADIO-ACTIVITÉ.

1° **Qu'est-ce que le radium ?** — Le radium est un *métal* de la famille des *alcalino-terreux* : baryum, strontium, calcium. Il a été obtenu récemment en quantité infime à l'état métallique (Mme Curie et M. Debierne, 1910), mais il n'est utilisé en thérapeutique que sous la forme de sels. Il fait partie d'une série de corps que l'on a groupés sous le nom de *corps radio-actifs*, parce qu'ils ont une propriété commune : la *radio-activité*.

2° **Qu'est-ce que la radio-activité ?** — La radio-activité résulte de la *désagrégation constante et spontanée* des *éléments atomiques* constitutifs des corps radio-actifs. Elle se manifeste par l'*émission* de *rayons* α, β et γ *invisibles* et *pénétrants*, de *chaleur*, — en une heure, 1 centigramme de radium dégage environ une petite calorie et peut fondre à peu près son poids de glace, — de *lumière*, d'*électricités* positive (rayons α) et négative (rayons β) supportées par les particules dont les rayons sont formés, et en plus, pour quelques-uns des corps radio-actifs, le radium entre autres, d'un *gaz radio-actif dit « émanation »*.

La radio-activité a des effets physiques, chimiques et biologiques dont voici les principaux : *elle impressionne les plaques photographiques ; elle ionise l'air*, c'est-à-dire qu'*elle rend l'air bon conducteur de l'électricité* par la dissociation des particules de l'air en éléments appelés *ions* chargés d'électricité (phénomène de l'ionisation) (1) ; *elle provoque la phosphorescence de certains corps ; elle pénètre enfin dans les substances organiques et inorganiques qu'elle traverse.* Ce faisant, la radio-activité modifie les substances, et c'est précisément ce double pouvoir de pénétration et d'action modificatrice, action même à distance dans la profondeur des tissus, qui intéresse au plus haut degré la thérapeutique.

(1) Cette propriété permet de mesurer au moyen d'électroscopes et d'électromètres spéciaux la puissance radio-active qui est émise hors des appareils destinés à la radiumthérapie.

Puissance d'énergie que les corps radio-actifs semblent tenir en réserve. — Considérations générales et hypothèses suggérées par la connaissance de la radio-activité. — Ce qui précède montre que l'énergie radio-active est particulièrement complexe, variée et *intense*. Or, *la production de cette énergie est constante. Elle se fait sans que le corps radio-actif d'où elle est émise semble perdre de son poids ; on a calculé pour le radium que, même après plusieurs milliers d'années, la perte de poids serait minime. Elle se fait spontanément, sans stimulant, et sans que le corps radio-actif semble récupérer ses pertes autrement que par ses propres moyens ;* toutes conditions d'ailleurs en désaccord avec certaines lois fondamentales de la physique et de la chimie.

D'autre part, le gaz émanation confère à tous les corps qu'il touche le pouvoir momentané d'émettre des rayons ; c'est le phénomène de la radio-activité induite (Voy. p. 14).

Enfin, d'après une expérience de sir William Ramsay qui ne tendrait rien moins qu'à *résoudre le problème de la transmutation des corps*, l'émanation, corps simple, pourrait donner naissance à un autre corps simple, l'hélium.

Aussi bien est-ce là l'ensemble de phénomènes inattendus dont la découverte a profondément impressionné et bouleversé le monde scientifique.

Jusqu'à présent, on reconnaissait dans l'univers deux mondes distincts : le monde du pondérable (la matière qui se pèse) et le monde de l'impondérable (l'éther et tous les phénomènes d'énergie produits au sein de l'éther, telles la lumière, la chaleur, l'électricité, etc.), entre lesquels une barrière infranchissable paraissait définitivement établie. On pensait que la matière était inerte et ne pouvait pas « créer » spontanément de l'énergie. L'énergie électricité, par exemple, ne pouvait provenir de la matière qu'autant que celle-ci était l'objet de certaines impulsions, de certaines réactions chimiques.

La transmutation des corps simples semblait inadmissible.

Aucune production d'énergie ne pouvait être admise sans perte apparente de sa source même.

Telles étaient quelques-unes des bases sur lesquelles les sciences physiques et chimiques paraissaient irrémédiablement établies. Or, ce que l'on sait maintenant de la radio-activité, et en particulier de celle du radium, tend à les infirmer, au point qu'on est en droit de se demander si ces sciences ne sont point arrivées à un tournant de leur évolution.

Les curieuses propriétés du radium ont suscité des hypothèses qui troublent nos connaissances sur la désorganisation de la matière en général et conduisent à admettre le passage spontané de la matière à l'éther. En effet, si l'on considère que d'autres substances absolument différentes des corps radio-actifs, celles qui, par exemple, sont nécessaires à la production d'électricité, peuvent émettre, par suite d'un mécanisme compliqué (1), des *éléments analogues à ceux émis spontanément par le radium*, ne peut-on se demander s'il n'existe pas entre ces diverses émissions un trait commun, si ce n'est pas la matière elle-même qui, *quelle qu'elle soit* (2), contient en l'ultime expression de ses atomes les mêmes éléments constitutifs ? *Les rayons seraient dès lors là résultante de la désorganisation de la matière en général*, cette désorganisation s'accomplissant de façon rapide, évidente et spontanée pour certains corps rares, les corps radio-actifs, et pour d'autres ne pouvant être décelée que sous certaines impulsions.

Bref, *toute matière se dissocierait spontanément*, se décomposerait et serait en état permanent de désagrégation. *Elle se résoudrait dans l'éther* par sa transformation en énergies diverses : chaleur, lumière, électricité, radio-activité, etc.

Engagés dans ces conceptions, des physiciens ont été conduits à des calculs peut-être fantaisistes, mais en rapport avec les caractères étranges de la radio-activité. En s'appuyant sur des chiffres actuellement reconnus, J.-J. Thompson pense que *l'énergie totale libérée par un milligramme de radium pendant sa vie radio-active correspondrait à peu près à un milliard de kilogrammètres.* Max Abraham calcule que *1 gramme d'électrons* (particules libérées au cours de la dissociation de la matière) *représenterait l'énergie de 80 milliards de chevaux-vapeur.*

Ces chiffres ne sont pas invraisemblables ; on ne peut en effet concevoir à la fois la conservation de poids du radium, et sa constante, spontanée et intense dépense d'énergie, sans

(1) Si on fait passer et éclater un courant d'étincelles électriques dans une ampoule de verre dans laquelle on a fait le vide (ampoule de Crookes), il se répand dans l'ampoule une *fluorescence spéciale*. Des rayons sont alors produits, tels que les rayons canaux, cathodiques, et rayons X *analogues respectivement* mais non identiques *aux rayons* α, β et γ du radium.

(2) Des physiciens ont cru pouvoir déceler émis hors de diverses autres substances des rayons analogues à ceux des corps radio-actifs et de l'ampoule de Crookes.

admettre que *ce corps possède en réserve des forces d'une extrême puissance.*

D'autre part, s'il est vrai que la matière en général contient de telles réserves, il suffirait qu'on découvrît le moyen d'activer quelque peu sa dissociation pour obtenir des énergies d'une intensité invraisemblable ; et nul ne saurait s'inscrire en faux contre l'espoir d'utiliser un jour cette force énorme. Il ne faut pas oublier qu'il n'y a pas si longtemps que Galvani ne possédait d'électricité que le nécessaire pour agiter des pattes de grenouille !

On conçoit ce que peut avoir de passionnant et de séduisant l'étude d'une force aussi grande et aussi mystérieuse mise au service de la thérapeutique. Ce que nous, médecins, nous devons surtout retenir, c'est l'action biologique de la radio-activité.

3° **Découverte de la radio-activité. — Rayons de Becquerel.** — A la suite de la découverte des rayons X par Rœntgen en 1895, les physiciens pensèrent à une liaison possible entre la fluorescence de l'ampoule de Crookes et les rayons X que cette ampoule émet. H. Poincaré suggéra que, peut-être, tous les corps fluorescents pouvaient, en plus des rayons lumineux, émettre des rayons capables, comme les rayons X, de traverser les corps et d'impressionner les plaques photographiques. H. Becquerel eut l'idée de vérifier l'hypothèse.

Il choisit pour expérience un sel d'uranyle (le sulfate double d'uranium et de potassium), parce que ce sel devient particulièrement fluorescent lorsqu'il est exposé au soleil.

Il organisa un dispositif où le sel était placé en regard d'une boîte d'aluminium contenant une plaque photographique, et exposa le tout au jour.

Comme ni les rayons lumineux provenant de la fluorescence, ni les rayons du soleil, n'ont le pouvoir de traverser l'aluminium, l'expérience allait montrer s'il existait, issus de la fluorescence, d'*autres rayons*, ceux-là capables de traverser et d'aller impressionner la plaque.

Une première tentative, faite par un jour qu'on jugea insuffisamment ensoleillé, donna un résultat incertain. Une autre plaque fut introduite dans la boîte d'aluminium, et, sans rien changer au dispositif, le tout fut relégué dans une armoire close, en attente d'un jour plus clair.

Quatre jours après, par un beau soleil, Becquerel résolut de reprendre l'expérience, mais avant d'exposer le dispositif, et par un trait de conscience bien scientifique, il voulut vérifier la plaque et la développa à titre de témoin.

A son plus grand étonnement, celle-ci était vivement impressionnée ; or *ce phénomène s'était passé dans la plus complète obscurité. Le soleil et la fluorescence même n'avaient joué aucun rôle. Le sel d'uranyle produisait donc, indépendamment de la fluorescence, des rayons pénétrants.*

Telle est, brièvement rapportée, la genèse de la *découverte de la radio-activité* (1896).

4° Découverte du radium et des autres corps radio-actifs. — A la suite de cette découverte, un grand nombre de corps furent passés en revue dans le but de trouver des métaux radio-actifs autres que l'URANIUM.

En 1898, Mme Curie et Schmidt, à peu près à la même époque, mais séparément, montrèrent que le THORIUM, depuis longtemps connu comme métal, ainsi du reste que l'uranium, était également radio-actif.

Puis Mme Curie, en étudiant la radio-activité de l'uranium, s'aperçut que, parmi divers fragments de pechblende (oxyde d'uranium), certains étaient infiniment plus radio-actifs que d'autres. Cette anomalie lui parut singulière et lui fit penser que dans la pechblende existait un autre corps radio-actif différent de l'uranium. Avec P. Curie et G. Bemont, elle entreprit alors la séparation chimique des éléments du minerai et constata que plus on avançait dans ce travail de séparation, plus l'activité augmentait, et cela dans des proportions considérables.

Ces recherches aboutirent (1898 à 1900) à la découverte de trois corps radio-actifs. L'un fut dénommé POLONIUM pour rappeler le pays d'origine de Mme Curie; un autre, doué d'un rayonnement d'extrême puissance, fut appelé RADIUM. En 1899, dans cette même pechblende, Debierne isola une troisième substance radio-active, l'ACTINIUM, plus puissante que le radium, mais que la difficulté d'extraction a rendue jusqu'ici inutilisable.

En 1904, Ramsay et Hahn découvrirent le RADIO-THORIUM (1) et, en 1906, Boltwood découvrit l'IONIUM. Ainsi furent mis au jour les principaux corps radio-actifs actuellement connus.

C'est sur le radium que les études de thérapeutique se sont portées, en raison de sa préparation relativement possible à

(1) Une substance radio-active utilisable en thérapeutique, le *mésothorium*, est actuellement à l'étude.

l'*état de sel pur* et de l'intérêt que présente son extrême puissance radio-active, au moins deux millions de fois supérieure à celle de l'uranium prise pour unité de mesure.

5° **D'où provient le radium ? — Minerais de radium.** — La découverte du radium a été faite sur des résidus de traitement de la pechblende de Saint-Joachimstahl, en Bohême. Partout où il y a de l'uranium, — et ce métal abonde, — il est possible de trouver du radium, car *il y a parenté étroite et constante entre l'uranium et le radium* ; mais la proportion de radium qu'on trouve dans tel ou tel minerai d'uranium varie beaucoup et *reste toujours extrêmement faible* (1).

Les principaux composés d'uranium utilisés pour l'extraction du radium sont : la pechblende (oxyde d'uranium), qu'on trouve en Bohême, en Saxe, en Suède, dans le Colorado, en Cornouailles, etc. ; l'autunite (phosphate double d'uranium et de calcium), qu'on trouve à Autun, en Auvergne, au Tonkin, à Madagascar, au Portugal, etc. ; la chalcocite (phosphate double d'uranium et de cuivre), qu'on trouve au Portugal ; enfin la carnotite (vanadate d'uranium et de potassium) et la thorianite (oxyde d'uranium et de thorium), qui provient de Ceylan.

5° **Comment extrait-on le radium ?** — Les opérations nécessitées par le traitement des minerais en vue de l'extraction du radium sont toujours nombreuses, longues et difficiles. Elles comprennent en général : une préparation mécanique, un traitement chimique, un fractionnement.

1° Préparation mécanique. — Cette préparation consiste en une série d'opérations diverses : le *concassage*, qui amène les morceaux de minerai à la grosseur d'une noix environ ; la *pulvérisation*, qui les réduit en poudre très fine ; enfin l'*enrichissement* mécanique.

2° Traitement chimique. — Dans les résidus de pechblende, le radium se trouve à l'état insoluble, inattaquable par les acides, mélangé ou combiné avec des silicates terreux, alcalino-terreux et alcalins, etc., substances qui sont inactives. Des lavages répétés à l'acide chlorhydrique et à l'eau débarrassent les résidus d'une notable quantité de ces matières inactives. La boue qui subsiste contient le radium ; elle est soumise à une ébullition prolongée avec du carbonate de soude, ce qui amène

(1) Il arrive souvent que dans tel minerai la teneur en radium soit insuffisante pour compenser les frais d'extraction.

la transformation des sels de radium en sels qui sont encore insolubles, mais désormais attaquables par les acides. On emploie alors et de nouveau l'acide chlorhydrique, qui dissout le radium et permet sa concentration.

3° FRACTIONNEMENT. — Cette opération est extrêmement délicate; elle comprend plusieurs phases : le gros fractionnement, le petit fractionnement et le fractionnement définitif des bromures.

Quand on fait cristalliser une solution de chlorure de baryum radifère, on s'aperçoit que les cristaux contiennent plus de radium que les eaux mères qui les baignent ; c'est ce fait qu'on utilise dans le fractionnement en déterminant une série de cristallisations qu'on sépare des eaux mères.

C'est ainsi qu'on arrive à obtenir par le *fractionnement définitif* la concentration de quelques centigrammes de *bromure de radium à peu près pur* ; et *pour arriver à obtenir cette faible quantité, on aura au total brassé environ* 56 *tonnes de produits* (1 *tonne de minerai*, 5 *tonnes de produits chimiques*, 50 *tonnes d'eau*). On voit à quel point la préparation du radium est complexe et laborieuse (1).

Le *bromure de radium* et le *chlorure* sont des *sels solubles*, parfaitement définis, à partir desquels on prépare tous les autres sels, tels que le carbonate, le sulfate, le silicate, le nitrate de radium. C'est le *sulfate*, sel insoluble, qui de préférence est incorporé dans les appareils destinés à la thérapeutique (2).

Ces connaissances nous permettent de pénétrer plus avant dans l'étude de la radio-activité du radium en donnant quelques détails sur les éléments qui la constituent :

1° L'émanation ;

2° Les rayons invisibles α, β et γ.

(1) Le fractionnement ultime du sel et son introduction dans les appareils radiumthérapiques, double opération réservée, en général, dans les usines à un seul physicien spécialiste, réclame de l'opérateur, le plus souvent isolé de tout contrôle dans un local soigneusement fermé, une conscience scrupuleuse et à toute épreuve, puisque chaque parcelle égarée équivaut à une perte de plusieurs centaines de francs.

(2) Récemment MM. Ebler et Fellner ont montré qu'on pouvait enrichir et isoler le radium par l'emploi d'un colloïde absorbant : la silice hydratée. On procède alors par « absorptions fractionnées ».

II. — PRINCIPAUX ÉLÉMENTS CONSTITUTIFS DE LA RADIO-ACTIVITÉ DU RADIUM.

A. — ÉMANATION.

Le gaz émanation émis par le radium possède un spectre caractéristique et est soumis, comme les autres gaz, aux lois de Mariotte et de Gay-Lussac. *Il ne peut traverser aucune substance tant qu'il reste à l'état de gaz.* On peut le recueillir et le condenser dans l'air liquide. D'autre part, *il est radio-actif par lui-même en ce sens qu'il produit directement des rayons composés de particules de l'ordre α, faiblement pénétrants.*

Nous avons dit que la radio-activité résultait de la désagrégation des éléments atomiques des corps radio-actifs, mais, en réalité, il s'agit d'une série, d'une suite de désagrégations. En ce qui concerne le radium, *l'émanation est le premier produit de cette désagrégation ; puis ce gaz se désagrège à son tour,* d'où résulte la formation de *divers produits actifs qu'il dépose sur tous les corps qu'il atteint.* On a distingué ces produits actifs sous le nom de radium A, radium B, radium C, etc. ; ceux-ci se désagrègent eux aussi en produisant les rayonnements α, β et γ.

Il s'ensuit que le gaz émanation joue dans la puissance radio-active du radium un rôle capital. Le radium, en effet, s'il était privé du contact de l'émanation, serait à peine radio-actif,

Sa propriété d'émettre des rayons pénétrants lui vient de l'émanation, et cela par la voie indirecte que nous venons de décrire et qui constitue le phénomène de la radio-activité induite.

Radio-activité induite (1). — L'émanation, par le dépôt de ses « produits actifs », a donc la propriété de rendre radio-actifs tous les corps avec lesquels elle entre en contact. C'est

(1) Le phénomène de la radio-activité induite a été découvert par P. Curie et Mme Curie avant l'émanation, en décembre 1899. L'émanation qui le détermine a été découverte par Rutherford et Soddy dans le thorium, en juillet 1900. Elle le fut peu après dans le radium.

ainsi qu'une eau, une vaseline, une substance quelconque, des cellules de l'organisme par exemple, mises en contact avec l'émanation, deviennent radio-actives. Une injection d'un sel de radium créera autant de foyers radio-actifs qu'il y aura d'éléments radio-activés au contact de l'émanation. Les eaux minérales radio-actives, celles de Bad-Gastein, celles de Plombières, et d'autres, nous offrent un exemple naturel de ce phénomène. Qu'une nappe souterraine d'eau courante rencontre des terrains radifères sur sa route, au contact de l'émanation, elle deviendra radio-active.

C'est ainsi que le radium lui-même devient radio-actif au contact de l'émanation qu'il vient de produire.

Quant à la *durée* et à l'*énergie* de la propriété radio-active conférée par l'émanation, elles dépendent de la longueur, de l'intensité du contact, ainsi que de la nature des substances imprégnées.

Il ne s'agit là que d'une propriété d'emprunt plus ou moins variable et limitée.

Lorsque l'émanation est séparée du radium, sa vie est courte et limitée, et la radio-activité induite, que détermine l'émanation ainsi isolée, s'éteint d'elle-même rapidement. La perte se fait selon une loi de décroissance bien étudiée. Elle est de moitié par demi-heure, lorsque le corps imprégné de radio-activité n'est pas enfermé ; au cas contraire, on ne constate qu'une perte correspondant à la moitié de l'activité en quatre jours. C'est ainsi que la radio-activité des eaux minérales ne persiste guère au delà des sources.

Si l'émanation reste au voisinage du radium, comme elle est renouvelée au fur et à mesure de sa propre désagrégation, la radio-activité produite est plus constante. Lorsque, par exemple, on introduit l'atome radium dans les tissus, soit par injections sous-cutanées, soit par ionothérapie, les foyers de radio-activité induite sont plus durables.

Dans les appareils radiumthérapiques où *le radium est contenu et enfermé comme en vase clos, la radio-activité persiste indéfiniment, car l'émanation, emprisonnée avec le radium puisqu'elle ne peut traverser aucune substance non poreuse, quelque mince qu'elle soit, imprègne le radium et y dépose ses produits actifs*, comme elle le fait d'ailleurs sur la paroi interne des appareils ; ces dépôts donnent naissance aux rayons, qui peuvent traverser les parois et être utilisés en thérapeutique.

Lorsqu'un appareil vient d'être construit, il est peu radio-actif, mais la production constante d'émanation par le radium finit par établir un *équilibre radio-actif* entre cette production même et la perte constante représentée par l'émission des rayons. On dit alors que l'appareil a atteint sa *maturité* ; sa puissance radio-active a désormais un *régime régulier*, et c'est là un avantage considérable que ce débit constamment égal à lui-même, pour l'homogénéité des dosages thérapeutiques (1).

Ce qui précède conduit à grouper les divers modes d'emploi du radium en méthodes absolument distinctes, selon que le sel ou l'émanation sont à l'état libre ou emprisonnés dans des appareils définitivement clos : les MÉTHODES ÉMANIFÈRES, où l'émanation est utilisée directement ; les MÉTHODES RADIANTES, où ce sont les rayons seuls qui sont employés, grâce au pouvoir qu'ils ont de traverser les parois des appareils.

Les premières sont de pratique très délicate et fort en retard en thérapeutique sur les méthodes radiantes. La mesure de leur radio-activité est particulièrement complexe, et la perte matérielle immédiate qu'elles entraînent pour la plupart est une grande gêne pour la mise en valeur des doses qui souvent seraient nécessaires. Malgré ces inconvénients, l'intérêt qu'elles comportent est si considérable et si spécial (2) qu'elles sont aujourd'hui en pleine voie de développement. Nous grouperons en un chapitre les quelques résultats probants qu'elles ont déjà permis d'obtenir.

(1) On construit des appareils clos (Ramsay) destinés à recevoir de l'émanation seule ; tous les deux ou trois jours, ces appareils doivent être rechargés, car le rayonnement qu'ils émettent s'éteint rapidement suivant une courbe décroissante continue et constante.

(2) Le prix du radium, qui est actuellement de 400 000 francs le gramme, paraît devoir être encore augmenté. Dans les méthodes radiantes, certains appareils peuvent contenir jusqu'à 10 centigrammes de radium pur. Ici, les risques de perte ne proviennent pas du radium lui-même, puisqu'il est enfermé et indestructible, mais de l'usure du vernis des appareils dans lequel le sel radifère est fixé, ce qui entraîne, après quelques années, un travail de récupération onéreux. Si pour celles des méthodes émanifères où la dépense effective de radium est immédiate, on ne peut employer pour cette raison même que des quantités relativement minimes du sel, il faut songer qu'en compensation on met en valeur une force unique et subtile, la radio-activité induite, qui peut s'exercer thérapeutiquement, parfois même à doses très faibles.

B. — RAYONS α, β et γ.

Les rayons sont très différents les uns des autres ; on les distingue en rayons α, β et γ. Les RAYONS α sont composés de particules *matérielles* chargées spontanément d'*électricité positive*, dont le volume est comparable à celui de l'*atome hydrogène* (1). Ils sont émis et s'échappent hors du radium avec une *vitesse de translation égale au vingtième de la vitesse de la lumière.*

Les RAYONS β sont des électrons, c'est-à-dire des *particules électro-magnétiques* tenant le milieu entre la matière et l'éther et chargées spontanément d'*électricité négative.* Ces particules forment un groupe hétérogène, c'est-à-dire qu'elles varient des unes aux autres par leur vitesse de translation et, comme conséquence, par leur pouvoir de pénétration. Les rayons les moins rapides et les moins ténus sont plus ou moins comparables, par leur pouvoir de pénétration, aux rayons α : ce sont les β *mous.* D'autres rayons, appelés β *durs*, sont composés de particules dont *la ténuité est extrême* (2000 fois moindre que celle des atomes d'hydrogène) et dont *la vitesse se rapproche de celle de la lumière* ; ils sont, en conséquence, *très pénétrants.* Enfin, entre les β mous et les β durs, sont les β *moyens.*

On pense que la vitesse de translation des particules α et β résulte de l'éclatement des atomes du radium lors de leur désagrégation.

M. Crookes a imaginé un petit appareil (chambre obscure) où une parcelle de radium est placée à une petite distance d'un écran de sulfure de zinc. L'appareil est muni d'une loupe qui permet non seulement de constater que l'écran est éclairé, mais qu'il se produit constamment à sa surface une myriade de petites lueurs. Celles-ci sont dues au choc des particules α et β; il s'agit d'un véritable bombardement par infiniment petits, et c'est ce bombardement auquel sont soumis les tissus irradiés.

Les RAYONS γ sont de tout autre nature ; ils n'ont absolument rien de matériel. Ils sont constitués par des *perturbations ou pulsations électromagnétiques transmises à travers l'éther,*

(1) L'atome hydrogène était, avant la découverte des corps radioactifs, le plus petit des atomes connus ; on sait qu'il peut traverser certains corps poreux.

comme le sont les ondes hertziennes, la lumière et les rayons X; *leur vitesse de translation est très grande, elle doit être égale à celle de la lumière* (environ 300 000 kilomètres à la seconde). Ces pulsations se font selon des amplitudes, des vitesses, des espacements, qui leur sont spéciaux; elles se font, en un mot, selon un régime qui leur est propre, ce qui explique que s'il y a *analogie* entre elles et les autres phénomènes dus à la vibration de l'éther, les rayons X par exemple, *il n'y a pas identité.* Telle est la raison des caractères absolument particuliers et distinctifs des rayons γ.

Quant à l'origine même de ces perturbations, on pense qu'elles résultent de l'éclatement atomique générateur des particules α et β.

Passage à travers les corps. — Il était important de connaître la constitution de ces divers rayons, car l'explication du passage à travers les corps, qui joue en thérapeutique un rôle primordial, en découle tout naturellement. Ce passage, en ce qui concerne les rayons α et β, se fait d'autant plus aisément que leurs particules sont plus petites et de translation plus rapide, telle une balle de fusil, qui traverse d'autant mieux qu'elle est plus petite et plus vite ; les rayons α et β mous seront donc les rayons les moins pénétrants ; ils ne traverseront que quelques couches de cellules ; les β moyens iront plus loin ; les β durs auront un pouvoir de pénétration allant jusqu'à traverser 2 millimètres d'épaisseur de plomb.

Quant aux rayons γ, ils ont un pouvoir de pénétration considérable ; *quelques-uns traversent plus de* 10 *centimètres de plomb ;* leur rôle pour agir dans la profondeur des tissus est donc d'importance capitale. Pour comprendre la puissance de leur pénétration, il faut savoir que l'éther baigne toutes substances, qu'il empreint leurs moindres éléments constitutifs ; on conçoit dès lors que la propagation des pulsations de l'éther qui constituent les rayons γ se fasse aisément par continuité à travers la matière.

Le *rayonnement invisible* du radium, que des physiciens en un langage imagé ont appelé *lumière noire,* peut être aisément décelé grâce à sa propriété de réveiller la fluorescence de certains corps.

Si on place un grand écran de platino-cyanure de baryum dans l'obscurité à un mètre d'un puissant appareil à radium, l'écran s'éclaire d'une lueur diffuse; à mesure qu'on diminue la distance, la lueur se circonscrit et devient éclatante. Cette expérience montre que les rayons ont traversé l'air. Si, d'autre part, entre le radium et l'écran, on interpose un livre, une pierre, un corps quelconque (l'expérience à travers une porte ou une cloison murale est intéressante), si on interpose des tissus organiques, le corps humain par exemple, l'écran continue à s'éclairer, et son éclat est à la fois en raison directe de la puissance de la source radio-active et en raison inverse de l'épaisseur et de la densité du corps interposé. C'est ainsi que certaines substances comme l'aluminium, le mica, certains vernis, se laissent facilement traverser et que d'autres, comme le plomb, l'argent, le platine, opposent au contraire une résistance plus grande. *Nous verrons que ces diverses substances sont utilisées, à titre de filtres, dans l'instrumentation radiumthérapique.*

III. — MÉTHODES DU FILTRAGE THÉRAPEUTIQUE ET DU FEU CROISÉ.

En thérapeutique, le *filtrage* des rayons a une très grande importance. Or, ce qui précède permet de comprendre le jeu du filtrage. Si on interpose entre le radium et les tissus à traiter une substance quelconque, celle-ci agira comme un filtre. Non seulement elle aura sélectionné les rayons selon leur pouvoir de pénétration, mais elle modifiera la valeur quantitative du rayonnement d'origine. Du radium nu, le rayonnement est émis en proportion de 90 p. 100 de rayons α, de 9 p. 100 de rayons β et de 1 p. 100 de rayons γ. La paroi la plus mince des appareils qui contiennent le radium et à travers laquelle les rayons ont à passer retient une grande partie des rayons les moins pénétrants, les α et les β et, par ce fait, diminue le rayonnement d'origine de 60 p. 100. La proportion des rayons est modifiée et devient environ de 8 p. 100 de rayons α pour 90 p. 100 de rayons β et 2 p. 100 de rayons γ.

Si, étant donné tel appareil, on interpose une série d'écrans métalliques (aluminium, argent, plomb, platine) d'épaisseurs différentes (1), ceux-ci joueront le rôle de filtres ; *ils permettront de modifier à l'infini la valeur d'un rayonnement au point de vue quantitatif et qualitatif, de graduer ses effets thérapeutiques et d'agir de façon plus homogène.* Ils rendront un même appareil capable d'un grand nombre d'emplois différents ; ils augmenteront son rendement et sa valeur thérapeutiques.

Veut-on agir *surtout à la surface des tissus* et *d'une façon rapide* ? On appliquera l'appareil à nu, utilisant ainsi les rayons de faible pénétration, qui seront en majorité et fort nombreux.

Veut-on agir *dans la grande profondeur* ? On emploiera un filtre dense épais de plusieurs millimètres, qui ne laissera passer que des rayons γ, en petit nombre il est vrai, mais les plus

(1) Les filtres de plomb ou d'argent sont de 1 dixième de millimètre d'épaisseur jusqu'à 3, 4 et 5 millimètres, en s'échelonnant par dixième de millimètre.

pénétrants d'entre eux. On remédiera à la faiblesse quantitative de leur rayonnement par divers moyens, tels que le choix d'une source radio-active puissante, la longueur de la durée des applications, ce qui est facile à réaliser grâce à la commodité de l'instrumentation, enfin les applications selon la méthode du feu croisé (Wickham et Degrais), en multipliant les points d'attaque en regard les uns des autres.

La MÉTHODE DU FEU CROISÉ comporte une série d'avantages qui aboutissent à accumuler dans la grande profondeur le plus de rayons possible sans déterminer d'irritation aux points d'application des appareils; *elle permet une irradiation des tissus plus complète, plus homogène et plus profonde.* Elle est notamment de grande utilité pour le traitement du cancer profond. Lorsqu'il s'agit de traverser et de ménager les tissus normaux, on ne peut, en effet, accumuler en un même point une quantité de plus en plus grande de radium. Étant donné tel écran, au-dessus d'une certaine dose, les rayons γ qui filtrent, déterminent la radiumdermite ; si l'on augmente l'épaisseur du filtre pour éviter cette complication, on diminue du même fait la valeur quantitative du rayonnement γ filtré. Il y a donc là un cercle vicieux qui limite la quantité de radium qu'on peut employer sur un même point de tissus à ménager et auquel on peut remédier par la méthode du « feu croisé ». Cette méthode doit donc être utilisée chaque fois que la région en permet l'application, et il importe de créer les occasions nécessaires à son emploi le plus souvent possible.

Nous n'avons voulu donner dans ce paragraphe qu'un rapide aperçu de ces méthodes ; considérées dans leurs détails, celles-ci sont extrêmement complexes et subtiles. Il y a bien d'autres façons d'agir, soit à la surface, soit dans la profondeur, que celles que nous venons d'indiquer, et, entre les deux actions de surface et de profondeur, se place, selon les filtres et les méthodes employées, toute une série d'actions intermédiaires (1).

(1) Nous avons divisé les filtres ou écrans en écrans légers, moyens et denses épais. Dans notre enseignement au Laboratoire du Radium, nous avons préconisé depuis longtemps les filtres moyens, ceux de plomb de 1 dixième à 3 ou 5 dixièmes de millimètre pour le traitement des lésions de l'épaisseur du derme. C'est par l'emploi des filtres légers que l'un de nous (WICKHAM, 1905) a commencé l'emploi du filtrage en radiumthérapie. Quant aux filtres denses et épais, nous les avons utilisés dès le début de 1907 (plomb caoutchouté), mais c'est le Dr DOMINICI qui le premier (1907) a méthodisé leur emploi.

IV. — LES APPAREILS.

Nous venons de signaler la commodité de l'instrumentation ; c'est là en effet un des grands avantages de la radiumthérapie. Les appareils sont légers, de petite dimension, silencieux, indolores, et néanmoins peuvent être de grande puissance radio-active selon la quantité et la qualité du sel de radium qu'ils contiennent. *On peut les laisser à demeure, si besoin est, un temps fort long, sans gêner en aucune façon les malades dans leurs occupations.* On peut les appliquer sur *des enfants en bas âge sans interrompre leur sommeil* (fig. 38).

Les figures 1 et 2 expliquent d'elles-mêmes la forme des appareils que nous utilisons; aussi nous contenterons-nous d'une brève description.

Les uns, à paroi entièrement métallique, ont la forme cylindrique, ce sont de petits *tubes* extrêmement commodes et maniables (Dominici). Ces tubes peuvent être introduits pro-

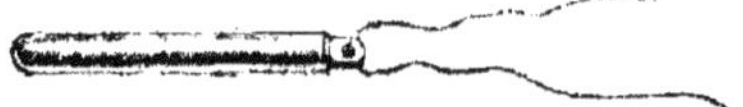

Fig. 1. — Tube radifère contenant 2 centigrammes de sulfate de radium et représenté de grandeur réelle.

fondément, soit dans les tissus après ponction chirurgicale, soit à travers les orifices naturels ou artificiels pour irradier des lésions siégeant dans le rectum, l'utérus, l'estomac, l'œsophage, le larynx, la prostate, etc. Ils sont utiles pour traiter les cavités, fissures, fistules, trajets (conjonctives, conduits auriculaires, fosses nasales).

D'autres sont plats, ronds ou rectangulaires ; d'autres enfin sont sphériques, cylindriques ou lamellaires. Ces appareils contiennent le sel de radium dans un *vernis spécial* très résistant, cependant très perméable aux rayons, et qui est coulé et durci à leur surface.

D'autres enfin sont des toiles *souples* sur lesquelles le radium est collé par un vernis très mince : ce sont les appareils dénommés *toiles radifères*.

L'application de ces appareils (fig. 5 et 12), soit à nu, soit recouverts de filtres, bien qu'elle apparaisse simple, réclame

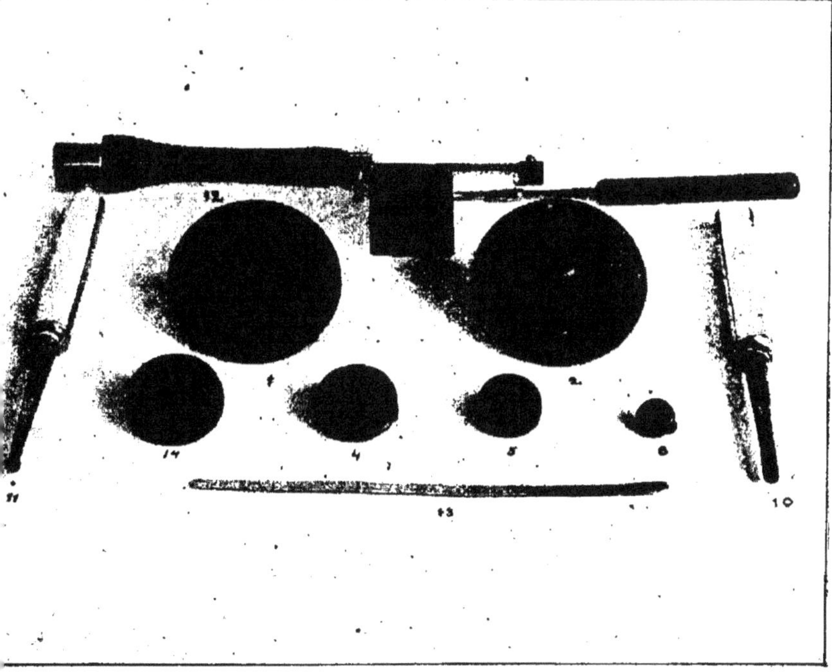

Fig. 2. — Appareils à vernis radifère au quart de leurs dimensions réelles.

une série de précautions que nous ne pouvons indiquer dans ce court travail (1). On les tient à la main ou on les fixe à l'aide de bandelettes adhésives ou de bandages, soit encore, quand il s'agit de tubes, à l'aide de sondes et de cathéters, etc. Les

(1) Voy. Wickham et Degrais, Radiumthérapie (*loc. cit*).
Les filtres sont doublés de feuilles de papier et de caoutchouc pour couper les ***rayons secondaires*** décrits par Sagnac, rayons de faible pénétration qui naissent au passage même des rayons à travers les substances métalliques.

bandes adhésives au verso et au recto (Degrais) sont fort utiles pour les applications à la peau. Les parties à protéger sont d'abord garnies de plomb caoutchouté. Selon les effets recherchés, selon les doses qu'on désire faire absorber aux tissus, les durées des applications varient d'une demi-minute à plusieurs heures, parfois à vingt-quatre ou quarante-huit heures et par exception davantage même (1).

(1) Après sa construction, un appareil n'atteint sa maturité qu'après un mois environ ; on peut alors, par comparaison avec un étalon, en recherchant la teneur en rayons γ émis, mesurer la quantité du radium contenu.

Les mesures de la radioactivité émise hors des appareils recouverts ou non de filtres (quantités et qualités) peuvent être fort bien connues. En tenant compte de la durée des applications, on parvient à évaluer les doses introduites dans les tissus. Ce dosage est la base même de toute bonne radiumthérapie.

V. — RÉACTIONS PRODUITES SUR LES TISSUS AU CONTACT DES RAYONS.

On appelle *réaction*, la façon dont les tissus répondent à l'influence du radium. Il ne peut y avoir effet thérapeutique sans réaction *suffisante*. La réaction se manifeste au moins *cliniquement* de deux façons différentes, dont la transition de l'une à l'autre est insensible. Ce sont (*a*) la réaction inflammatoire et (*b*) la réaction élective non inflammatoire.

a. **Réaction inflammatoire.** — Cette réaction se produit lorsque les doses ont déterminé une inflammation plus ou moins suivie d'ulcération croûteuse. Elle s'exerce à la surface des tissus traités. Ici nous devons entrer dans quelques explications pour mettre au point la question des « brûlures » produites par le radium.

Quelque temps après que le radium fut découvert, Becquerel s'aperçut qu'il avait une inflammation en un point de son côté gauche. Il pensa qu'une ampoule de radium qu'il avait portée assez longtemps dans le gousset de son gilet en avait été la cause. Tel fut le point de départ de l'utilisation thérapeutique du radium ; il était à prévoir, en effet, que, si le radium agissait ainsi sur les tissus, on pourrait, par des procédés divers, obtenir des résultats utiles. Il se fit grand bruit autour de la fameuse « brûlure de Becquerel », à ce point que, maintenant encore, le mot *radium* est, pour quelques personnes, synonyme de brûlure. *Rien n'est moins exact.* L'*inflammation involontaire*, la brûlure (il faut savoir que dans de nombreux cas, *cette inflammation*, qui est le plus souvent *indolore*, est *utile*, *recherchée*, *curative*) est toujours le fait d'une erreur de dosage. Il en est du radium comme de toute autre médication active : selon la dose, on peut produire le bien ou le mal. Or, nous avons toujours enseigné l'importance qu'il y avait à connaître les doses de radio-activité absorbées, et, quels que soient les rayonnements employés, grâce aux mesures, aux techniques et aux méthodes actuellement adoptées, nous pouvons désormais utiliser le radium sans crainte d'inflammations inattendues (1).

(1) Voy. les indications de mesures *in* Radiumthérapie, *loc. cit.* L'im-

On ne doit pas distinguer, par définition, des rayons « brûlants », les α et les β par exemple, et des rayons inoffensifs, comme les rayons γ en ont la réputation.

Tous, par le dosage, peuvent être rendus inflammatoires ou non inflammatoires, et utilisés dans la thérapeutique dans un sens ou dans l'autre. C'est ainsi que nous avons souvent tiré un excellent parti des rayons γ en les faisant agir à dose inflammatoire, et que par contre, dans les eczémas des nourrissons, tissus les plus sensibles qui soient, nous obtenons la guérison sans la moindre inflammation par l'emploi d'appareils très puissants utilisés sans filtre, et par conséquent par l'action prédominante des rayons α et β *mous*. Dans ces cas il s'agit simplement de proportionner la dose absorbée au résultat recherché.

b. **Réaction élective, non inflammatoire.** — Peut-on donc obtenir des modifications cellulaires, des effets thérapeutiques, des guérisons, sans produire d'inflammation ? Certes, et c'est là un des principaux intérêts de l'utilisation du radium.

Un certain nombre de tissus malades peuvent être modifiés sans réaction inflammatoire surajoutée. Ce sont ceux qui ont une réceptivité spéciale aux rayons, ceux qui constituent vis-à-vis d'eux un *terrain d'élection*, un *terrain sensible à leur influence.* Cette sensibilité est parfois plus grande que celle offerte par les tissus normaux. Dans ce cas, bien que recevant les mêmes doses ou même des doses supérieures, les tissus normaux qui entourent les cellules malades peuvent rester indemnes, du moins en apparence. C'est ainsi qu'*une lésion sensible placée sous la peau, profondément, pourra être favorablement modifiée sans que les tissus cutanés aient à souffrir ; ceux-ci serviront simplement eux-mêmes de filtre* par rapport aux couches sous-jacentes ; ils modifieront comme un filtre la valeur quantitative et qualitative des rayonnements qui atteindront le point profond à traiter.

Si ce mode de réaction dépend du degré de sensibilité des tissus, il est aussi en rapport avec les doses absorbées et avec leur adaptation au degré même de cette sensibilité.

Il nous suffira de dire que le cancer, par exemple, est précisément terrain fort sensible, particulièrement réceptif, pour faire comprendre toute l'importance pratique des notions qui précèdent.

portance qu'il y a à connaître les doses absorbées par les tissus, et à indiquer avec soin dans toute observation les détails des techniques employées, a été soulignée par Wickham, in *Annales de Dermatologie*, dès octobre 1906 : Quelques notes sur l'emploi du Radium en thérapeutique.

Considérations générales. — Les indications qui précèdent, malgré leur brièveté, suffisent à montrer la complexité de la radiumthérapie et la nécessité d'une spécialisation longuement exercée pour obtenir les meilleurs résultats.

Il est difficile, en effet, de bien saisir la subtilité des techniques, de bien utiliser le radium dans l'un quelconque de ses domaines, la dermatologie par exemple, si on ne l'a étudié dans toutes ses modalités thérapeutiques, méthodes émanifères et radiantes, dans tous ses domaines, radium-chirurgie, radium-gynécologie.

Il est difficile aussi de se rendre compte de la valeur thérapeutique du radium si on ne l'a pas étudié avec une instrumentation suffisamment complète et variée.

Le radiumthérapeute, en présence d'un cas à traiter, se trouve toujours en face d'une série de problèmes à résoudre. Étant donnés telle lésion, son siège, son étendue, sa sensibilité plus ou moins grande à l'influence de tels ou tels rayonnements, quel appareil, quelle puissance de source radio-active faut-il choisir ? Quel filtrage, quelle durée d'application faut-il adopter ? Quel est en définitive le dosage utile à faire absorber ?

Or les quatre facteurs suivants : 1° *le degré de sensibilité des tissus aux rayons ;* 2° *la source radio-active ;* 3° *les filtres ;* 4° *les durées et modes d'application*, PEUVENT VARIER A L'INFINI. On conçoit donc combien la radiumthérapie peut être riche en procédés, en méthodes, en moyens d'action.

Nous allons aborder la question des résultats obtenus, sans entrer davantage dans le domaine des techniques (1).

(1) On confond souvent la rœntgénothérapie, ou traitement par les rayons X, avec la radiumthérapie. Ces deux méthodes, qui ont chacune leurs avantages, ont simplement sur certains points des analogies ; en *aucun cas il n'y a identité*. Outre l'émanation, que la rœntgénothérapie ne possède pas, et la maniabilité spéciale de l'instrumentation radiumthérapique qui permet de porter l'irradiation en des points pratiquement inaccessibles aux rayons X, la radiumthérapie permet d'utiliser des rayons α et β, tandis que les rayons analogues en rœntgénothérapie ne sont pas utilisables. De plus les rayons X, analogues aux rayons γ au point de vue de leur constitution physique, ont un pouvoir de pénétration beaucoup plus faible : ils ne peuvent utilement traverser plus de 1 millimètre de plomb et *ne sauraient en conséquence, et au contraire des rayons du radium, permettre qu'un jeu de filtrage fort limité*. Quant aux résultats, nous montrerons dans ce travail la régression par le radium de lésions nombreuses et variées qui avaient résisté aux rayons X.

VI. — TUMEURS MALIGNES. CANCER.

Nous aborderons la partie clinique de cette étude par le chapitre du cancer et lui donnerons une place prépondérante pour plusieurs raisons.

C'est en effet dans ce domaine, où le moindre progrès doit être considéré comme un bienfait, que le radium, — toutes proportions gardées, — rend au malade les services les plus utiles et les plus marquants ; c'est dans ce domaine que les promesses thérapeutiques ont surtout arrêté et ému l'opinion médicale et publique, et qu'une juste mise au point est particulièrement nécessaire ; c'est là que les avantages physiques et matériels de la radiumthérapie apparaissent au maximum de leur développement actuel ; c'est enfin sur l'étude des cancers de la peau que nos efforts se sont exercés d'abord dès nos premières recherches (1905), puis dès l'ouverture du Laboratoire du Radium (1906), où notre service était précisément chargés de recherches en pathologie externe.

RAISONS QUI LÉGITIMENT L'EMPLOI DU RADIUM DANS LE TRAITEMENT DES TUMEURS MALIGNES.

Les raisons sur lesquelles se base la légitimité de l'emploi du radium dans le traitement des tumeurs malignes sont *d'ordre physique, clinique et histologique.*

Raisons physiques. — La radiumthérapie nous apporte des avantages précieux dont plusieurs sont uniques en physiothérapie.

Elle nous offre en effet :

1° Des méthodes émanifères qui permettent, par injections, par ionothérapie, etc., d'utiliser dans l'intérieur même des tissus le gaz émanation, et le phénomène de la radio-activité induite ;

2° Des appareils qui, en raison de leur petitesse, peuvent être introduits dans les tumeurs et dans un grand nombre de régions difficilement accessibles aux autres agents thérapeutiques;

3° Des sources radio-actives de la plus extrême puissance ;

4° La possibilité d'utiliser les rayons α et β pour les cancers superficiels ;

5° Des rayons γ qui ont un pouvoir de pénétration incomparable, mais qui sont en petit nombre ;

6° Enfin des techniques (la méthode du filtrage avec son jeu spécialement varié et la méthode du feu croisé, etc. ; voy. p. 20), qui remédient à la faiblesse quantitative des rayonnements γ. Ce dernier point est de la plus haute importance, car il ne s'ensuit pas, en effet, de ce qu'une tumeur profonde se laisse complètement traverser par des rayons γ, pour qu'elle évolue vers la régression ; il faut pour cela que *la quantité des rayons γ absorbés soit suffisante*, et que *cette quantité ait été absorbée par tous les points de la tumeur d'une façon égale.*

Précisément, grâce à ces techniques, on aboutit à une homogénéité d'action plus grande, à une irradiation plus complète, à une accumulation de rayons thérapeutiquement suffisante dans les régions profondément situées (1).

Raisons cliniques. — Dans l'ordre clinique, comme nous le verrons au cours de ce chapitre, les observations sont fort nombreuses où, sous l'influence des rayons du radium, les tissus cancéreux se sont complètement modifiés, perdant leur caractère malin et évoluant vers la guérison locale.

Ces régressions ont pu être constatées non seulement dans les épithéliomes bénins de la peau, mais aussi dans les diverses formes de *cancers épithéliomateux graves et plus profondément situés*, ainsi que pour d'autres formes de tumeurs malignes, les *sarcomes*, les *lymphosarcomes*, les *lymphadénomes*, les *mycosis fongoïdes*.

Mais voici maintenant une donnée qu'il importe au plus haut degré de retenir : ces modifications régressives ont pu être produites, non point par destruction nécrotique et inflammatoire, par brûlure, comme le ferait un caustique, mais par la réaction selon le mode électif.

Les *tumeurs malignes* rentrent en effet très nettement dans le *groupe des affections* qui constituent vis-à-vis des rayons du ra-

(1) Le but constant de la radiumthérapie du cancer consiste à *inonder les tumeurs en tous leurs points de la façon la plus homogène possible et avec le maximum possible de rayons*, sous condition toutefois de sauvegarder l'intégrité des tissus sains.

dium un *terrain particulièrement sensible et réceptif* ; c'est-à-dire que telle dose de rayons suffisante pour agir fortement sur des éléments cancéreux ne produira cependant ni altération, ni brûlure des tissus sains atteints ou traversés. On peut donc parfaitement traiter des tumeurs sous-cutanées profondément situées sans déterminer de radiumdermite.

Raisons histologiques. — Ce qu'on observe au microscope corrobore et explique les faits qui précèdent.

Si l'on soumet un tissu cancéreux épithélial, par exemple, à la réaction suivant le mode électif, on constate après quelques jours que les cellules subissent une désorganisation qui les conduit à la cytolyse (fonte cellulaire), après être passées le plus souvent par une phase d'hypertrophie. Quant au tissu conjonctif qui englobe et soutient les amas de cellules cancéreuses, il est rajeuni par l'envahissement de noyaux embryonnaires, il dissocie les groupes de cellules cancéreuses et enfin prend leur place. Les modifications aboutissent ainsi à une transformation fibreuse de la tumeur, au cours de laquelle les déchets cellulaires sont vraisemblablement éliminés par phagocytose (Dominici et Rubens-Duval).

Si les doses radio-actives absorbées sont insuffisantes, les changements peuvent s'en tenir à l'hypertrophie cellulaire et consister alors en une radio-excitation ; ce n'est qu'au cas de doses suffisantes que l'évolution nouvelle est certainement d'ordre curatif.

Les modifications qui se produisent dans les diverses autres formes de tumeurs malignes (sarcomes, mycosis fongoïdes, etc.), sont, dans leurs grandes lignes, à peu près semblables à celles que nous venons d'esquisser (1).

Quant à la profondeur à laquelle la radiation paraît agir à travers les tissus sans radiumdermite, nos recherches histologiques nous ont permis de constater des modifications cellulaires curatives jusqu'à 9 centimètres de profondeur, et plus même lorsqu'on emploie la méthode du « feu croisé ».

Les considérations qui précèdent peuvent être ainsi résumées :

1° Action thérapeutique modificatrice incontestable sur les cellules cancéreues ;

(1) Voy. dans Radiumthérapie, *loc. cit.*, les figures histologiques des modifications apportées par l'action des rayons dans les tissus cancéreux.

2° Sensibilité et réceptivité électives spéciales et variées des tissus cancéreux, selon leur nature ;

3° Action effective dans la profondeur, — variable selon les doses employées et la sensibilité des néoplasmes, — avec intégrité relative des tissus normaux traversés.

Ces données cliniques et histologiques constituent des bases très favorables à la radiumthérapie du cancer ; elles légitiment l'emploi du radium et les efforts qui se font dans cette voie thérapeutique.

Mais en ce qui concerne les tumeurs malignes graves, il faut se garder de donner trop d'importance aux constatations histologiques ; agir ainsi entraînerait à un excès d'optimisme, car l'action modificatrice est seulement locale, et ces tumeurs sont souvent sujettes aux métastases.

Pour l'appréciation de la valeur de la radiumthérapie, il convient de ne point perdre de vue que, contre les tumeurs malignes graves de l'ordre de celles que nous décrivons dans notre second groupe, *les sciences thérapeutiques n'ont jamais apporté que des moyens palliatifs*, la chirurgie elle-même n'évitant ni les récidives ni les métastases.

Puisqu'il en est ainsi, il reste à apprécier le degré de ces utilités palliatives. Or non seulement le radium a une action palliative, très précieuse, effective et originale du fait de ses applications spéciales, mais il exerce cette action, même sur des cas abandonnés et désespérés, et sur des cas dont l'accès est impossible aux autres procédés. Aussi son emploi rend-il souvent quelque espoir aux malades les plus gravement atteints, par les soins, le soulagement qu'il leur apporte, et par la régression momentanée des tumeurs.

Il arrive même, par exception, pour certains cas où la métastase, contrairement aux prévisions, ne se produit pas, que la régression locale puisse aboutir pendant longtemps pour les malades au retour à la vie normale.

LES RÉSULTATS (1).

Actuellement nous avons soumis au radium plus d'un millier de cas de cancer. On peut les grouper en deux chapitres distincts : 1° les ÉPITHÉLIOMES DE LA PEAU en général, principalement ceux

(1) Il est entendu une fois pour toutes qu'intentionnellement nous ne donnerons pas dans ce travail les indications des techniques employées et des dosages absorbés.

qui siègent *à la face*, lésions à développement habituellement lent, presque toujours bénignes au début de leur évolution et qui plus tard même, dans leurs formes très étendues devenues graves, et dans leurs états dégénérés, restent peu sujettes aux métastases ; 2° les TUMEURS MALIGNES qui sont graves dès le début de leur développement, soit par leur nature même, soit par leur siège difficilement accessible ; tumeurs à évolution rapide, et sujettes aux métastases et aux récidives.

I. — Cancers de la peau.

Les cancers de la peau sont le plus souvent des épithéliomes, d'origine superficielle, qui se présentent sous des aspects très différents, et ne constituent, *au début de leur évolution*, que des lésions indolentes, insidieuses, insignifiantes, à ce point même qu'elles n'attirent nullement l'attention. Il s'agit tantôt de *petites verrues*, tantôt de *petites saillies rondes*, dures, claires, lisses et sèches, qui peuvent être isolées, semblables à une perle, ou agglomérées et formant alors une ligne mamelonnée, légèrement saillante ; parfois il s'agit de petites croûtes, d'exulcérations ou de papillomes végétants, etc., toutes lésions précancéreuses ou déjà cancéreuses.

Ces lésions, d'aspect si dissemblable, ont cependant des caractères communs :

1° Elles sont *persistantes, chroniques*, ne présentent que rarement tendance à la régression ; si parfois elles s'atténuent en quelques points de leur surface, elles s'étendent en d'autres par leur périphérie ;

2° Elles se développent le plus souvent à la face et chez des *sujets âgés*. Il est rare, en effet, de les rencontrer avant quarante ans ;

3° La plupart *saignotent* soit spontanément, soit après un léger traumatisme, comme le grattage, par exemple.

Ces lésions, qui, au début, sont presque toujours absolument bénignes et facilement guérissables, ont en général un développement lent, mais il faut compter sur la possibilité de véritables *coups de fouet* ; elles peuvent en effet, sans raison appréciable, s'aggraver rapidement. Il est donc de toute nécessité de traiter à temps de telles lésions qui, sous leur apparence anodine, cachent un réel danger.

C'est pourquoi *toute personne d'un certain âge qui présente à la face depuis quelque temps déjà une croûte, une légère excrois-*

sance, une verrue, un papillome, etc., n'offrant aucune tendance à la régression, doit chercher à s'en débarrasser.

Les deux cas d'extrême gravité représentés figures 8 et 10, cas inopérables d'une extension considérable, développés l'un en profondeur, l'autre en saillie, montrent bien l'importance qu'il y a à ne pas négliger et laisser s'envenimer ces petites lésions, car ce sont précisément par des bobos insignifiants tels

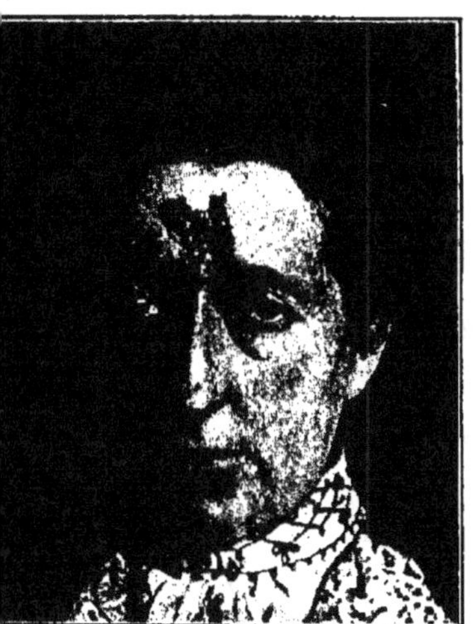

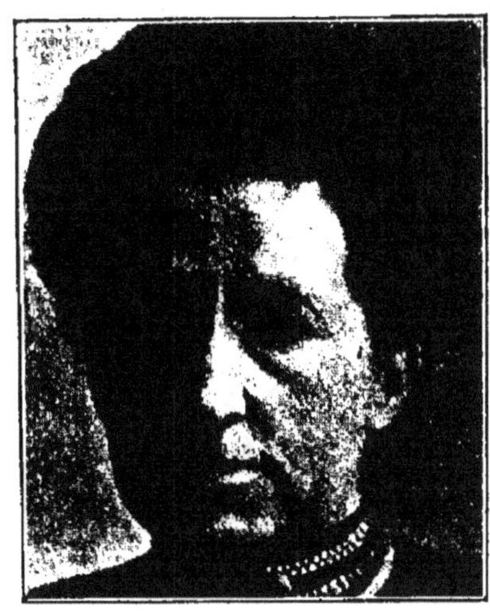

Fig. 3 et 4. — Ulcération cancéreuse du front avec envahissement périphérique assez rapide, guérie par la réaction inflammatoire.

que ceux dont nous venons de parler que ces cancers graves ont débuté.

Il est une autre considération qui conduit à s'inquiéter de ces petites excroissances, c'est leur siège au voisinage d'orifices, en des points où, si le mal s'étendait, le traitement serait difficile à appliquer : les paupières, le rebord ciliaire par exemple. Là, plus qu'ailleurs, le traitement doit se faire sans retard.

Enfin, parmi ces lésions d'aspect anodin, il en est qui exceptionnellement prennent, dès leur origine même, un caractère malin, rebelle à la thérapeutique, qui les conduit fatalement à la récidive constante, à l'extension ulcérative en surface et en profondeur.

Or, pour la majorité de ces petites lésions, le radium peut être considéré comme le traitement de choix. Une application d'un appareil à radium, — *application indolore* et *très facilement supportée*, ce qui n'est pas à dédaigner puisqu'il s'agit le plus souvent de personnes âgées, — suffit en général, pendant une demi-heure ou une heure, répétée ou non quelques jours après, pour amener presque invariablement leur disparition. Du reste, au début de nos travaux, la grande majorité des malades que nous avons eu à traiter ne se sont confiés au radium, dont l'action était peu

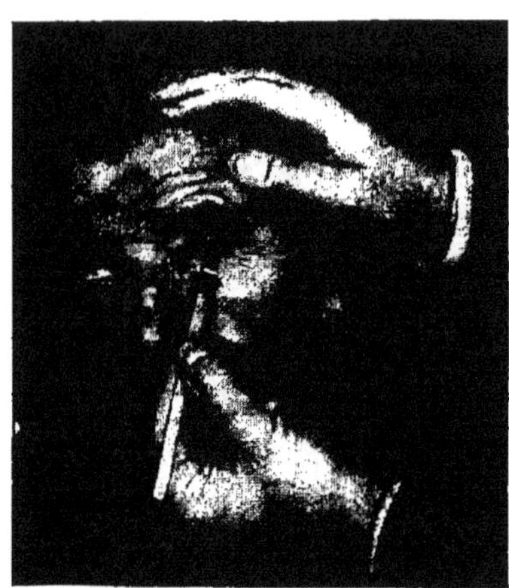

Fig. 5. — Application d'un appareil à vernis plat lamellaire pour le traitement d'un épithéliome de la conjonctive.

connue encore, qu'après l'échec des autres procédés, y compris l'emploi des rayons X.

Lorsque ces lésions ont pris une certaine extension, le radium agit aussi comme agent curateur.

L'exemple que nous reproduisons (fig. 3 et 4) représente un de nos cas assez étendu et rebelle aux autres modes de traitement, qui, traité par le radium, se maintient guéri depuis plusieurs années.

Toutefois il y a des cas rebelles qui récidivent assez vite, même après l'emploi du radium. Ces conditions de résistance, qui du reste sont rares, peuvent se rencontrer lorsque le radium est appliqué trop tardivement, quand les ulcérations sont trop considérables et empiètent sur les muqueuses, lorsqu'elles présentent de la lymphangite à leur périphérie, lorsqu'elles ont

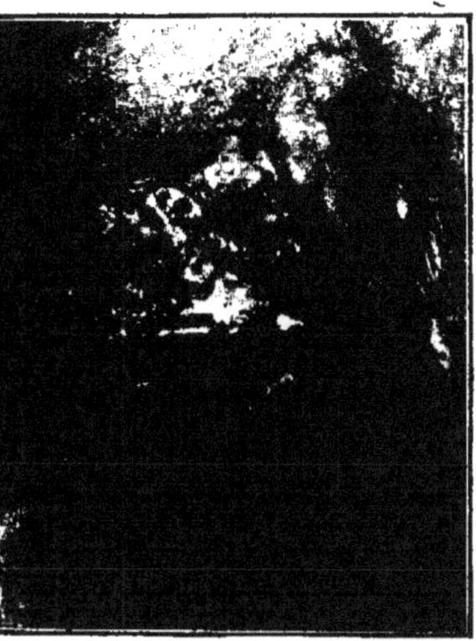

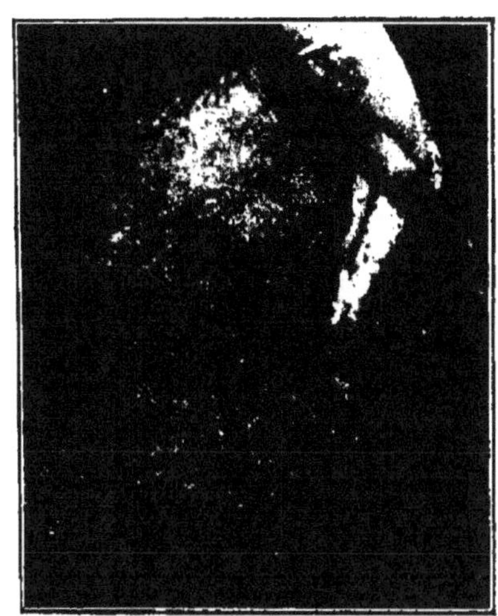

Fig. 6 et 7. — Cancer bourgeonnant de la région rétro-auriculaire guéri en huit semaines par la réaction selon le mode électif.

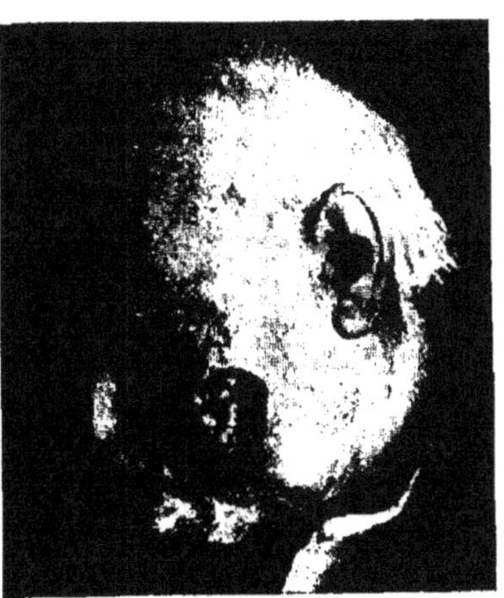

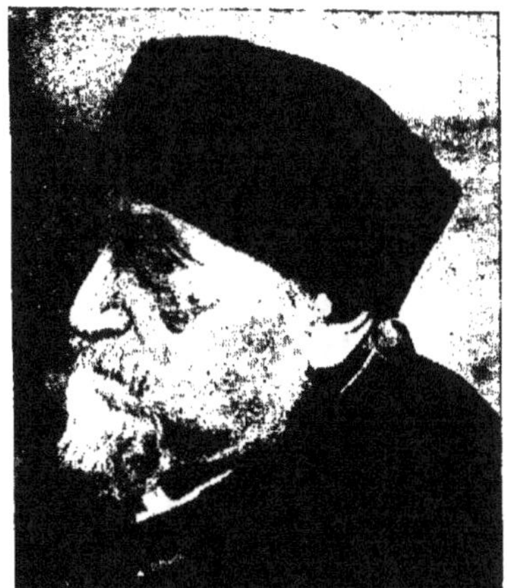

Fig. 8 et 9. — Cancer inopérable. Ulcération très profonde, sphacélée, avec zone périphérique inflammatoire. La muqueuse buccale correspondante indurée est sur le point d'être envahie. La guérison représentée figure 9 a été obtenue au cinquième mois du traitement (Voy. p. 36).

récidivé en plein tissu de cicatrice, ou à la périphérie de radio ou de radiumdermites.

Certes, pour le traitement des lésions de ce premier groupe, *lorsqu'elles sont à leur début*, la thérapeutique est riche ; elle l'est moins lorsque les lésions sont plus étendues, et, en envisageant l'ensemble de notre statistique qui porte sur plusieurs centaines de cas de variétés diverses, nous avons abouti à cette conclusion que, dans la majorité des épithéliomes de la peau, même dans les cas les plus graves, le radium est en définitive supérieur aux autres agents thérapeutiques, à cause de sa valeur thérapeutique et de la commodité de son emploi. Ses avantages sont manifestes, par exemple lorsqu'on a à irradier des régions difficilement accessibles aux autres procédés, comme les culs-de-sac conjonctivaux, les rebords ciliaires, les fosses nasales, le conduit auriculaire, etc. Dans ces régions, les tubes et la lame plate recouverte de vernis radifère (Voy. fig. 1 ; fig. 2, n° 14, et fig. 5) se placent et s'introduisent très facilement ; lorsqu'il s'agit des conjonctives, le traitement se poursuit sans porter préjudice à l'intégrité du globe oculaire.

Dans quelques cancers particulièrement graves, le radium s'est montré très effectif.

Le cas représenté figure 6 était un énorme bourgeon dont les sécrétions et les hémorragies abondantes affaiblissaient très vite la malade. Il suffit de huit semaines pour amener l'état représenté figure 7. Les cancers bourgeonnants de la peau sont ceux que le radium modifie le plus vite.

Le malade de la figure 8, âgé de quatre-vingt-deux ans, était à ce point déprimé et affaibli lorsque nous fûmes appelés auprès de lui qu'il n'eût certainement pas pu subir une intervention quelque peu fatigante, la fulguration par exemple. Au contraire, les applications d'appareils à radium purent se faire sans déranger le malade et sans le fatiguer ni le préoccuper d'aucune manière. L'ulcération dont il souffrait était très profonde, tapissée à sa base d'une épaisse couche sphacélée. La muqueuse jugale au verso était dure et tendue. Une inflammation lymphangitique l'encadrait sur une zone de 2 à 3 centimètres — signe tout à fait défavorable. Elle exhalait une odeur putride et laissait échapper un écoulement purulent et sanieux. Soumises d'abord aux rayons X, ces lésions subirent un coup de fouet, mais, sous l'influence du radium, elles s'atténuèrent, se modifièrent, et la plaie se cicatrisa peu à peu. Actuellement le malade est depuis plus d'une année guéri localement et présente un excellent état général.

La tumeur représentée figure 10, dure, tendue, lisse, ulcérée à son sommet, avait un volume exceptionnellement considérable. Sa base, solidement implantée dans les régions profondes, couvrait toute la joue et la région parotidienne. Le malade, garde-chasse habitant la campagne, avait, par indifférence, laissé le mal,

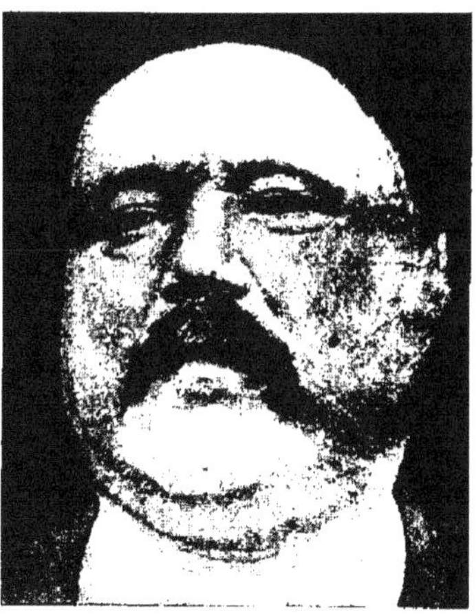

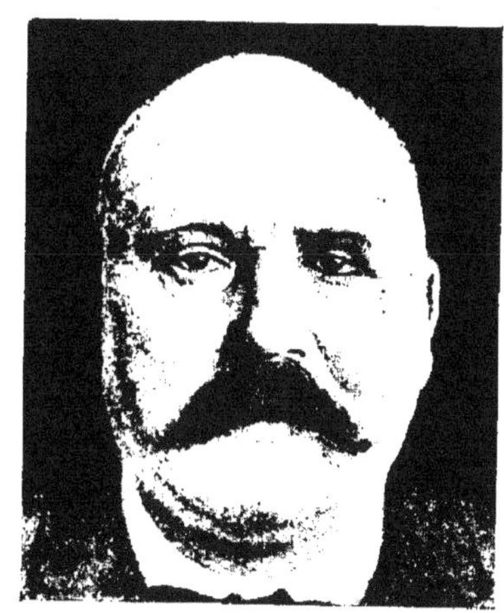

Fig. 10 et 11. — La tumeur cancéreuse épithéliale avait 5 centimètres de saillie, 12 centimètres dans le sens vertical et 9 dans le sens horizontal. Elle était solidement implantée à sa base. Par l'emploi du radium la tumeur a été nivelée en six mois environ.

au début insignifiant, prendre une telle extension que, lorsqu'on parvint à le décider à se traiter, la tumeur présentait par son développement même les caractères de la plus extrême gravité; elle paraissait absolument *incurable*. Après cinq mois de traitement par le radium, nous avons pu présenter ce malade à la Société du cancer, dans un état de très grande amélioration. La saillie était alors presque nivelée. Dans les mois qui suivirent, l'apparence de guérison complète fut obtenue, et cet excellent état dura plus de deux années. Puis, il se fit une récidive qu'il eût été facile de combattre au début, mais que le malade, repris par son indifférence coutumière, laissa s'envenimer et s'étendre à loisir, après quelques séries d'application d'appareils, irrégulières et incomplètes.

Les cas dont nous venons de parler forment transition vers notre second groupe, car, bien qu'appartenant aux cancers de la peau, leur développement et leur gravité étaient tels qu'ils eussent pu être rangés dans le groupe suivant. L'absence d'envahissement ganglionnaire secondaire légitime cependant le classement de tels cancers parmi ceux au sujet desquels, lorsqu'on obtient la cicatrisation locale, on peut se permettre de prononcer le mot de guérison.

La radiumthérapie n'aurait-elle à son actif que ce premier domaine, qu'elle mériterait dans la lutte contre le cancer une place importante ; or nous allons vérifier dans le groupe suivant ce que nous avons dit de l'utilité relativement plus grande de l'emploi du radium pour le traitement des lésions profondes et cachées que pour les lésions superficielles.

II. — Tumeurs malignes graves, à metastases et à récidives faciles, d'évolution rapide, ou de siège difficilement accessible.

Notre second groupe comporte toutes les tumeurs malignes, quel que soit leur siège, hormis les épithéliomes cutanés.

Dans ce groupe il faut plus qu'ailleurs tenir compte de la nature des tumeurs et pratiquer la biopsie le plus souvent possible avant toute intervention, en raison des indications thérapeutiques qui en résultent.

Le sarcome, en ses diverses formes, répond à l'irradiation mieux et plus vite que ne le font les diverses variétés d'épithéliomes ; le lymphadénome et le mycosis fongoïde sont plus sensibles encore. Nous ne saurions trop insister sur ce point, car, s'il est vrai que les résultats obtenus sont en rapport avec les doses absorbées en un temps donné, il ne faut pas oublier que la suffisance de ces doses est en rapport avec la sensibilité plus ou moins grande des tissus.

Nous aurons à considérer dans ce groupe : les tumeurs dites opérables, difficilement opérables, et inopérables, en reconnaissant à cette division les caractères imprécis et les intermédiaires qu'elle comporte.

a. **Cancers opérables.** — Les cancers opérables doivent être opérés de suite, sans retard ; c'est là une règle absolue.

Fréquemment, il sera utile de pratiquer l'irradiation sur la cicatrice post-opératoire, la légitimité de cette intervention étant en rapport avec la nature particulièrement maligne de la tumeur extirpée.

Il y a un certain nombre de cas où, par exception, le radium peut être employé à défaut de la chirurgie.

Ces exceptions sont en rapport avec l'âge des malades, leur mauvais état de santé qui gênerait l'anesthésie, leur répugnance irréductible à toute intervention sanglante. L'utilité du radium se pose aussi lorsque l'opération chirurgicale entraîne une mutilation importante. Certes, l'amputation d'un doigt, d'un sein est, chez des sujets d'un certain âge, d'importance relativement minime ; celle d'un membre, au contraire, doit faire hésiter, surtout s'il s'agit d'une tumeur à métastase facile qui pourrait se reproduire vite après l'opération (Voy. p. 44).

Dans ce groupe il y a lieu aussi d'envisager les cas où la chirurgie peut se permettre, grâce à l'appoint qu'apporte le radium, de ne pratiquer qu'une opération limitée que le malade pourra supporter ou accepter.

b. **Cancers difficilement opérables.** — Dans ces cas, le radium peut intervenir utilement avant, pendant et après l'opération.

S'il s'agit d'une masse adhérente à sa base, voisine de paquets vasculo-nerveux importants ou d'organes essentiels, l'action prémonitoire du radium peut rendre les tumeurs plus facilement opérables en amenant un certain degré de décongestion, de décollement qui mobilise leur base.

Mais l'emploi du radium avant l'opération a un autre but, c'est de rendre le champ opératoire moins virulent, de le stériliser en quelque sorte, la néoplasie ayant déjà commencé son évolution régressive lorsque l'opération est pratiquée. Pour obtenir les meilleurs résultats du radium en vue de l'opération ultérieure, nous plaçons les appareils de telle sorte que l'irradiation porte surtout vers les périphéries et les bases. C'est en opérant de quinze à vingt jours après l'irradiation intensive que les conditions opératoires seront les plus favorables. Il est évident, d'autre part, que, dans ces cas difficilement opérables, l'irradiation devra être faite après l'opération et avec persistance, dans le but de consolider la cicatrice.

Dans certains cas à évolution rapide, nous fixons des appareils dans le fond même de la plaie, aussitôt même après l'extirpation de la tumeur.

c. **Cancers inopérables.** — Il importe, au point de vue radiumthérapique, de reconnaître deux catégories de cancers dits chirurgicalement inopérables : 1° les uns sont inopérables quoique facilement accessibles ; 2° les autres sont inopérables parce que difficilement accessibles ou inaccessibles au bistouri.

Dans le premier cas, le radium n'est appelé à intervenir que sur des lésions extrêmement graves par leur extension, ou par leur adhérence à des organes essentiels.

Dans le second cas, il peut arriver qu'on ait à traiter des lésions à leur début, de celles qui donneraient à la chirurgie, si celle-ci pouvait être employée, une excellente statistique opératoire.

Or l'intérêt du radium s'accroît lorsque l'inaccessibilité s'é-

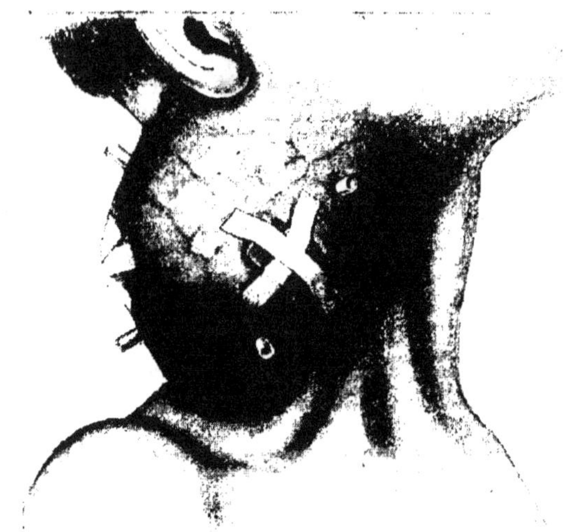

Fig. 12. — Tumeur maligne inopérable traitée par introduction profonde de quatre plumes d'oie destinées à recevoir les tubes radifères — ceux-ci se trouvant placés en opposition — et par application en « feu croisé » d'appareils plats vernis engainés de leur filtre.

tend non seulement au bistouri, mais aussi aux autres moyens d'action, les rayons X, la fulguration, etc. ; le radium pouvant, grâce au petit volume des appareils et à diverses techniques, être conduit et introduit, semble-t-il, presque en toutes régions.

1° Cancers inopérables quoique facilement accessibles. — L'irradiation destinée à agir dans la profondeur de la masse cancéreuse peut se faire par applications directes en surface, grâce au filtrage, à la longueur et à la commodité des applications, grâce aussi à des doses élevées et à la puissance de pénétration des rayons γ ; mais elle se fait encore par l'introduction d'appareils dans les tissus mêmes, introduction qui doit se faire très profondément et viser surtout à l'irradiation de la périphérie et de la base des tumeurs, si celle-ci est possible. Parfois, on peut avec avantage enlever une partie de la tumeur, ou les ganglions correspondants par exemple, et irradier ce qui subsiste. Dans ces cas, nous associons parfois au radium d'autres moyens de p ysiothérapie.

2° CANCERS INOPÉRABLES PARCE QUE DIFFICILEMENT ACCESSIBLES. — La chirurgie dispose actuellement de moyens qui lui permettent de pénétrer presqu'en toute région, mais il ne lui sert à rien de pouvoir atteindre une tumeur profonde si celle-ci ne peut être extirpée, tandis qu'elle peut véhiculer en quelque sorte le radium dans un grand nombre de points de l'organisme, soit avec le bistouri, soit avec des sondes, des cathéters, aidée des diverses opérations d'endoscopie. Elle peut s'ingénier à des opérations nouvelles précisément pour la meilleure application et introduction des appareils.

On voit, en définitive, que nous considérons la combinaison de la chirurgie et du radium comme devant être fréquente et constituant une science opératoire nouvelle qui peut apporter secours au malade par accroissement du champ d'action tout à la fois de la chirurgie et de l'irradiation.

Sur les bases qui précèdent, nous allons maintenant aborder l'analyse des faits, en divisant nos chapitres par régions, et en nous limitant, dans chaque groupe, à quelques cas types.

TUMEURS MALIGNES SOUS-CUTANÉES.

Cancer épithélial. — Nous avons traité avec avantage un assez grand nombre de ces cancers pour être assurés des services que le radium peut rendre aux malades. A titre d'exemple, voici la description d'un des cas les plus désespérés que nous ayons eu à traiter, un cancer profond de la région sous-maxillaire (fig. 13).

Le malade, abandonné par la chirurgie, devait, selon toutes prévisions, succomber à bref délai, en un ou deux mois. Grâce à l'emploi du radium, il a survécu pendant deux ans et demi; puis il fut emporté par de nouveaux foyers qui se développèrent dans une région du pharynx impossible à traiter. Pendant les deux années qui ont suivi le traitement, il a présenté un excellent état général, a repris sa vie normale et a rendu sa femme enceinte d'un enfant bien constitué. Le cancer dont il était atteint, et qui avait récidivé un mois après une première extirpation chirurgicale, était devenu rapidement envahissant. De volume considérable, englobant tout le côté gauche du cou, il était solidement implanté dans les régions profondes. Nous avons chargé alors le Dr Banzet d'enlever le plus possible du tissu malin; après l'opération largement pratiquée, il restait encore au

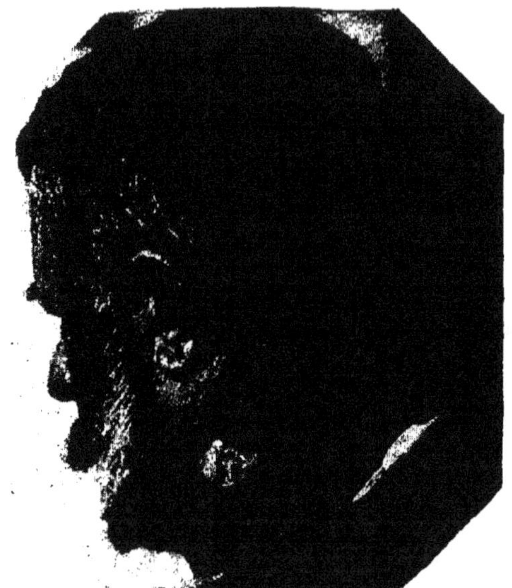

Fig. 13. — Cancer inopérable envahissant, englobant les gros vaisseaux du cou.

fond de la plaie une épaisse couche de cancer qu'il avait été impossible d'extirper à cause du voisinage des gros vaisseaux du cou. La tumeur, livrée à elle-même, aurait en quelques semaines repris toute son extension; elle eût même été excitée par l'opération sanglante.

Les appareils à radium furent appliqués sur le vif de la plaie, et les doses considérables que nous avons administrées sont parvenues à arrêter l'évolution maligne, à modifier les tissus de la profondeur et à amener peu à peu la cicatrisation telle qu'elle est représentée (fig. 14).

En faisant précéder l'emploi du radium de la chirurgie, notre but était de diminuer les épaisseurs cancéreuses à irradier, afin d'agir sur les éléments épithéliaux les plus éloignés plus sûrement et d'une façon plus complète ; mais dans d'autres cas à peu près analogues, pour lesquels le radium a été employé seul, nous avons obtenu aussi des régressions d'assez longue durée.

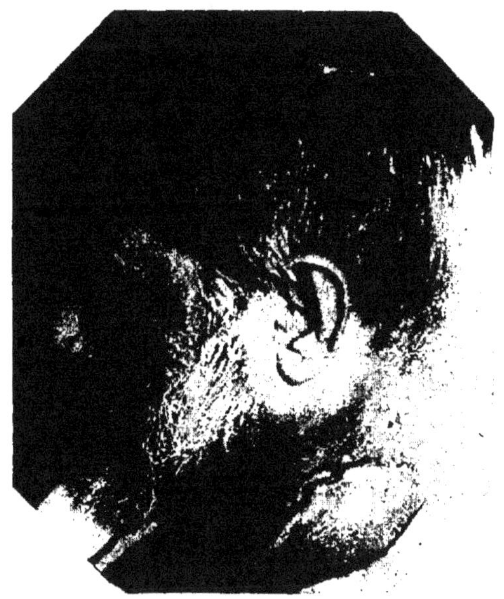

Fig. 14. — Même cas un an et demi après le début du traitement ; le malade avait alors repris sa vie normale.

Tumeurs malignes du tissu conjonctif. — Sarcomes. — Nous avons dit que les sarcomes étaient très sensibles à l'irradiation — plus que ne le sont les épithéliomes — et pouvaient régresser très rapidement. Lorsque, contrairement à leur évolution habituelle, ils ont peu de tendance à la métastase, la régression est suivie d'un *statu quo* si prolongé que le résultat comporte parfois toutes les apparences de la guérison. R. Abbé (de New-York) possède par exemple des cas de sarcome dont la régression par le radium date de huit ans, sans récidive.

Voici tout d'abord trois de nos cas qui comportent un enseignement au sujet de la question qui se pose souvent sur la nécessité d'une amputation.

Une fillette âgée de onze ans a subi l'amputation de son avant-pied gauche en février 1910 pour une *tumeur sarcomateuse*. Elle nous est adressée en avril 1911 par M. Levassort pour une récidive dans l'aine (fig. 15).

La tumeur est dure, peu mobile, assez profondément implan-

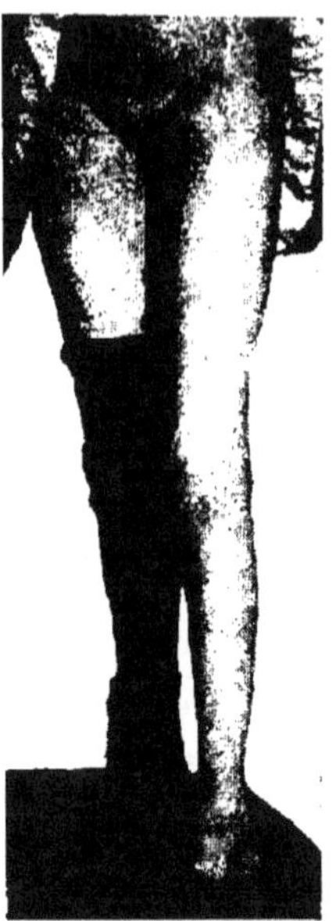

Fig. 15. — Sarcome de l'aine. Après l'amputation de l'avant-pied pour enlever un sarcome, une métastase difficilement opérable s'est produite dans l'aine.

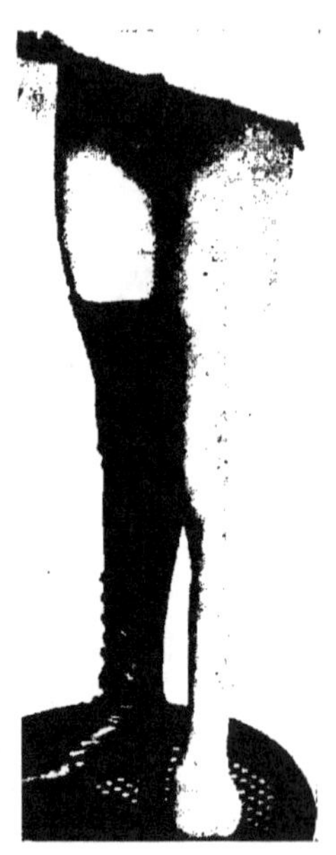

Fig. 16. — Traitée par le radium, cette tumeur de l'aine a entièrement régressé en cinq semaines. Il n'y a pas eu de récidive en cette région à ce jour, depuis dix-huit mois.

tée, et son siège rend l'intervention chirurgicale hésitante.

Dès le cinquième jour du traitement par le radium, nous avons l'impression d'un commencement de régression. Le dixième jour, c'est une certitude, la tumeur se ramollit, se décolle, se mobilise et diminue de volume. Cette rapidité de régression est un peu anormale, mais on la rencontre cependant parfois précisément dans les sarcomes, tumeurs particulièrement sensibles. Un mois après le début des applications, la région était nivelée (fig. 16). A la palpation, on constate encore une dureté sous la peau, comme un petit ganglion mobile sur lequel nous continuons à appliquer des appareils.

En présence d'un tel résultat, ne sera-t-on pas en droit, dans

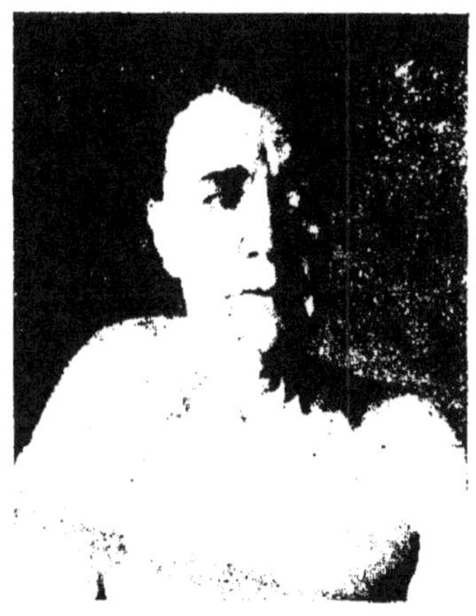

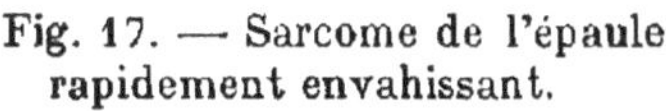

Fig. 17. — Sarcome de l'épaule rapidement envahissant.

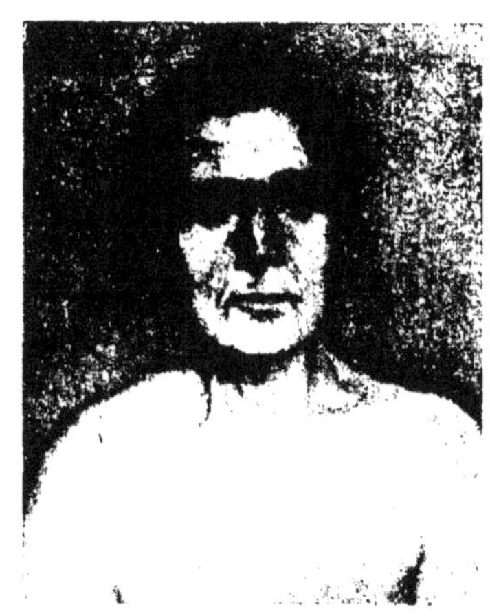

Fig. 18. — La tumeur a été traitée par la seule application sur la peau d'appareils à radium. La régression s'est faite en six semaines.

l'avenir, de faire appel aux rayons, avant de se résoudre à l'amputation ?

Voici un second cas comparable qui plaide en faveur de ce que nous venons de dire. Un malade nous est adressé en novembre 1910 pour une *tumeur maligne siégeant vers le tiers inférieur de la jambe.* On avait parlé d'amputation, mais le malade, conscient de son état, désirait surseoir à l'opération. Nous prions M. Péraire de faire une incision pour permettre à la fois l'introduction profonde d'un tube radifère et le prélèvement d'un fragment. L'histologie indique : tumeur complexe composée de fibrome jeune et de mixo-sarcome. La radiographie montre une tumeur à surface convexe adhérente au péroné. Le pied et toute la région de la jambe correspondante sont œdématiés. On sent, au niveau du point où la radioscopie indique la tumeur osseuse, un épaississement dur, tumoral. Le malade marche difficilement. Vers la fin de la première série des applications de radium, la régression de la tumeur est manifeste ; six mois après le traitement, la régression persiste, et il n'y a encore nulle part menace de métastase.

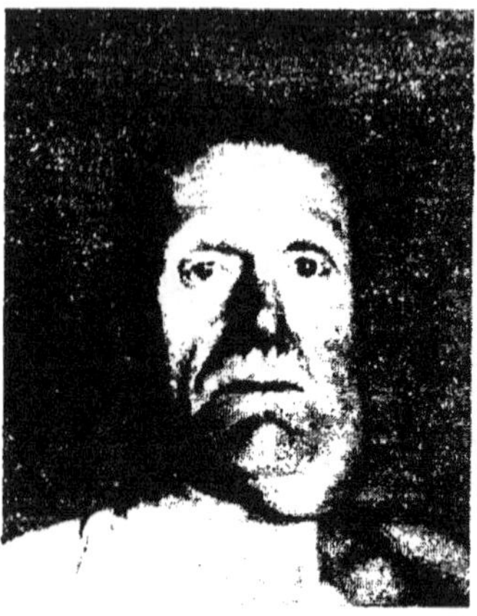

Fig. 19. — Sarcome du maxillaire dont l'extirpation totale est impossible, à moins de réséquer toute la branche horizontale du maxillaire inférieur.

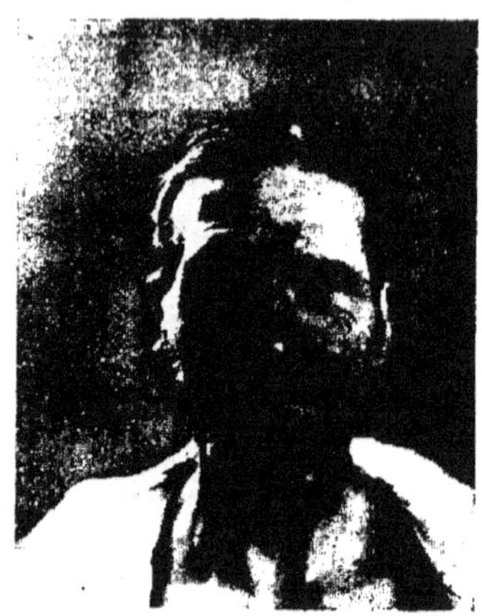

Fig. 20. — Il est procédé par M. Tuffier, d'abord à l'extirpation de la plus grande portion possible de la tumeur ; dans ce qui subsiste en profondeur ont été implantés des tubes de radium. Le fait est trop récent pour conclure ; mais actuellement, à quatre mois de l'opération, la lésion est de toute évidence en bien meilleur état que si la chirurgie avait été seule employée.

Dans ce cas, eût-il mieux valu quand même opérer ? Nous ne le pensons pas. Quant au malade, qui est pharmacien et discute son propre cas, il est fort heureux d'avoir conservé sa jambe, sachant que, s'il vient une métastase, rien ne dit que celle-ci ne serait venue malgré l'amputation.

Les cas analogues sont fréquents ; le 4 juillet 1911, on confiait à nos soins *un enfant de onze ans atteint d'un énorme sarcome sous-cutané de la cuisse* à point de départ profond. Après une première extirpation chirurgicale, la récidive avait été à ce point envahissante dans la profondeur, et si rapide, — la cicatrice de l'opération était à peine achevée, — que l'amputation avait été tout d'abord proposée par les chirurgiens comme le seul remède possible, sans toutefois écarter les dangers de la métastase. Le radium fut appliqué à très hautes doses, et en feu croisé, et le 26 juillet le cas fut présenté (*British medical Association*) aux chirurgiens qui connaissaient le sujet. La tumeur avait alors rétrocédé dans la proportion des cinq sixièmes ; le mois suivant, toute trace disparut, et cet état dura pendant sept mois. Une récidive survint alors, qui fut malheureusement tout à fait négligée, et l'enfant vient seulement de nous être envoyé à nouveau pour le traitement. *Nulle part plus que pour les sarcomes il n'y a de plus grande utilité à persister dans l'irradiation*, régulièrement, tous les deux mois, même sans récidive visible.

Nous donnons figures 17 et 19 deux de nos cas les plus graves, qui cependant ont régressé très rapidement sous l'influence du radium.

Parmi les cas de *lymphosarcome* que nous avons traités, dans l'un d'eux, siégeant au médiastin au centre même du thorax, nous avons pu pendant dix-huit mois combattre chaque poussée nouvelle qui se produisait, en irradiant à la fois la face antérieure et postérieure du thorax. Ce cas, par parenthèse, montre la profondeur à laquelle des rayons peuvent agir.

Mycosis fongoïde ou lympho-sarcome cutané. — Cette variété de néoplasme, qui est connue pour être particulièrement sensible à l'action des rayons X, devait l'être aussi au radium, et nous n'insisterons pas sur plusieurs cas de régression complète et facile que nous avons obtenue ; nous signalerons seulement l'intérêt de l'emploi du radium dans les régions difficilement accessibles. Dans un cas de lymphosarcome ulcéré de la paupière inférieure par exemple, qui empiétait largement sur la conjonctive, grâce à l'appareil lamellaire nous avons pu facilement irradier les diverses parties de cette lésion, qu'il eût été assez difficile de traiter par les rayons X.

Lymphadénome. — Les lymphadénomes, tumeurs malignes des ganglions (1), avec mauvais état général par suite de troubles

(1) La figure 46, qui montre une tuberculose ganglionnaire du cou, représente assez bien l'aspect d'un lymphadénome du cou.

dans la composition du sang, sont, nous l'avons dit, particulièrement sensibles aux radiations ; en voici un exemple :

Un malade présente des tumeurs développées dans la plupart des régions ganglionnaires, surtout cervicales, et souffre, depuis une année déjà, d'une fièvre constante qui varie le soir de 37°,8 à 38°,5 rectale. L'examen du sang indique une augmentation notable des globules blancs ; l'état du malade est désespéré.

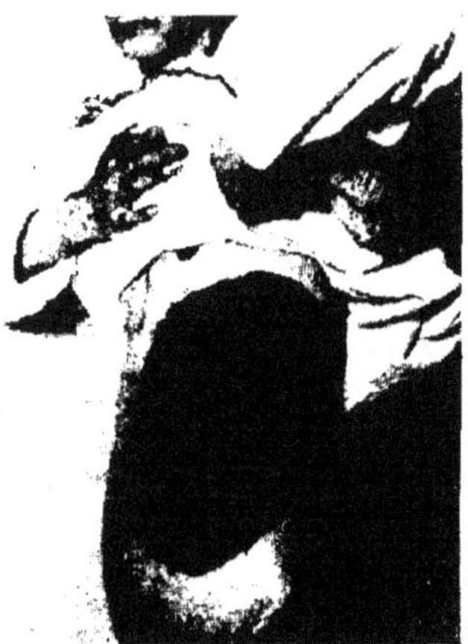

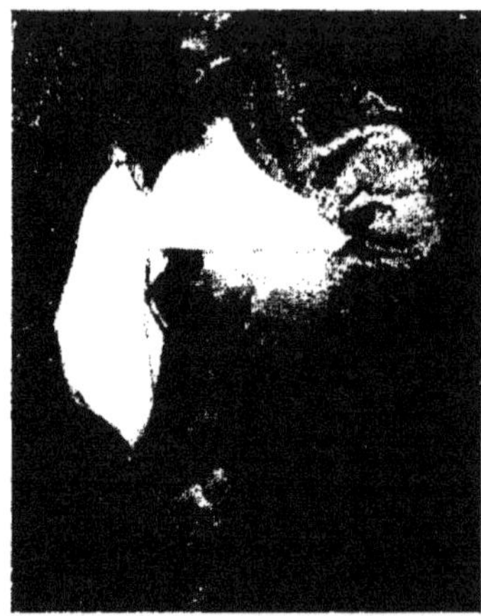

Fig. 21 et 22. — Splénomégalie ou hypertrophie considérable de la rate, avec altération très accentuée de la composition du sang. Les taches sont dues à de la teinture d'iode qui a été appliquée pour indiquer l'étendue que, par la percussion, on reconnaît à la rate. Une rate normale ne peut presque pas être décelée à la percussion. La photo 22, prise trois semaines après le début du traitement, montre de combien la rate a diminué par l'emploi du radium. En même temps la teneur en globules blancs du sang est tombée de 300 000 à 6 000.

Un mois après l'application du traitement radiumthérapique, les tumeurs avaient disparu, ayant littéralement fondu en une vingtaine de jours. Le traitement fut continué, et pendant une année l'état local se maintint parfaitement, sans fièvre et avec retour du sang à l'état normal ; mais, après ce laps de temps, une hyperthermie légère revint et ne quitta plus le malade jusqu'à sa mort, qui eut lieu quinze mois après. Pendant cette période, des tumeurs réapparurent en différents points, et elles régressèrent chaque fois sous l'influence du radium, mais alors sans relèvement de l'état général trop profondément atteint.

Splénomégalie (tumeur de la rate) avec augmentation onsidérable du nombre des globules blancs du sang.

Voici un exemple bien net de la profondeur à laquelle les ayons peuvent agir. Chez une malade du service du Pr Reclus à Hôtel-Dieu, la rate, de dimensions énormes, remplissait tout abdomen, descendait jusqu'au petit bassin et dépassait la gne médiane à droite de cinq travers de doigt.

La malade était extrêmement anémiée, cachectisée, et son maigrissement mettait encore plus en évidence les dimensions normes de la tumeur. Il n'y avait pas de développement ganlionnaire ; l'examen du sang, fait par le Dr L. Dreyfus, donna le 4 novembre 1910, pour 3 200 000 globules rouges, 360 000 globules blancs. Le traitement par le radium, commencé le 15 novembre, obtint une régression rapide. En janvier, on trouvait, pour 4 900 000 globules rouges, 77 000 globules blancs. Dès lors, l'état général se relève très rapidement, et la malade commence engraisser. En mars, on ne constatait plus la rate qu'à la percussion, *et depuis fin avril on ne peut même plus la déceler.*

Actuellement, huit mois après le début du traitement, l'état e maintient excellent, la malade a gagné 25 kilogrammes ; la ate n'est toujours point décelable, et l'examen du sang indique : globules blancs, 7 000. Le résultat est trop récent pour qu'il soit possible de conclure, mais cette régression si complète montre bien et la profondeur à laquelle les rayons du radium peuvent agir et l'énergie avec laquelle ils agissent même à cette profondeur.

Les figures 21 et 22 représentent un autre cas identique avec régression extrêmement rapide. Il est en cours de traitement, et la figure 22 montre le résultat après moins d'un mois de traitement.

CANCER DU SEIN (1).

Dans diverses circonstances, le radium peut être fort utile pour le traitement du cancer du sein. Dans les cas inopérables, il peut amener une régression, cicatriser des plaies ouvertes, atténuer parfois des douleurs même très vives, aboutir enfin à une survie fort appréciable, soit après introduction de tubes dans la profondeur des masses néoplasiques, soit par simple application des appareils dans la ouate des pansements. En voici un exemple remarquable, qui mérite quelques détails :

(1) Wickham et Degrais, Emploi du radium dans le cancer du sein *Acad. de médecine*, 25 mai 1909.)

Néoplasie extrêmement douloureuse (fig. 23). — En juin 1910, nous sommes consultés pour une malade âgée de quatre-vingts ans qui présente un *vaste épithéliome cylindrique du sein*, dont le début paraît remonter à deux ans.

Celui-ci vient d'être, depuis quelques mois, le siège d'une

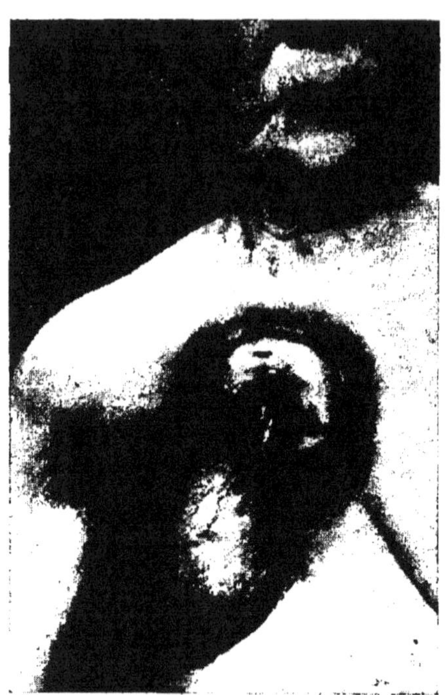

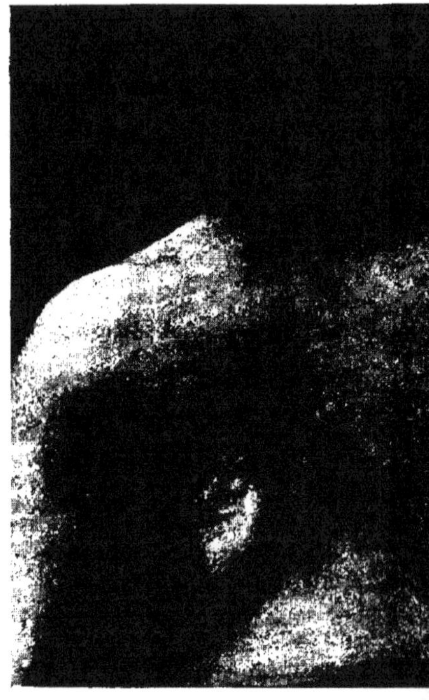

Fig. 23. — Cancer du sein, inopérable, caractérisé surtout par des douleurs intolérables, et accompagné d'un état général assez mauvais pour faire penser à une fin imminente.

Fig. 24. — Par l'emploi du radium s ns combinaison chirurgicale, les douleurs ont cessé. Il en est résulté un relèvement très sensible de l'état général. Pendant une année, la malade, qui n'avait pas quitté le lit depuis six mois, a pu sortir et se promener. On observera que l'ulcération cancéreuse s'est entièrement cicatrisée.

poussée aiguë ; il a augmenté de volume dans sa totalité et a pris une consistance particulièrement dure ; il adhère fortement à la paroi costale. Cette poussée s'est accompagnée de *douleurs intolérables*, qui altèrent l'état général et compromettent rapidement la vie de la malade en lui supprimant le sommeil.

On nous demande avec insistance de chercher à diminuer les douleurs ; il n'entre pas dans l'idée de ceux qui entourent la malade qu'une régression, encore moins une survie, soit possible.

La tumeur occupe toute la moitié droite du thorax ; à deux travers de doigt au-dessous de la clavicule commence une vaste ulcération de la grandeur d'une paume de main. Tout le plan musculaire a été détruit, et il ne subsiste au fond de la plaie que des débris sphacélés. Cette ulcération répand une odeur fétide qu'aucun des antiseptiques employés n'est parvenu à atténuer. Une sérosité abondante coule dès que la lésion est mise à nu.

La paroi antérieure de l'aisselle est infiltrée et présente une épaisseur considérable, presque triplée. Le creux de l'aisselle est dur, tendu, douloureux, tapissé par la néoplasie.

Telles étaient les lésions pour lesquelles on faisait appel au radium, et cela sans grand espoir.

Or, malgré ces caractères accentués, dès la première semaine de l'emploi du radium, une sédation manifeste s'est produite. Dès lors les douleurs s'espacèrent, puis devinrent supportables. En même temps les signes locaux s'améliorèrent, l'odeur nauséabonde diminua, l'écoulement fut moins abondant. Après un mois de traitement, non seulement les douleurs avaient totalement disparu, mais l'amélioration locale s'accusait nettement ; le fond de l'ulcère, débarrassé du sphacèle, tendait vers la cicatrisation ; la masse néoplasique devenait plus pâle et s'assouplissait.

Le relèvement de l'appétit, le retour du sommeil ont totalement modifié l'état général de la malade, qui a retrouvé des forces suffisantes pour sortir et se promener, ce qu'elle n'avait pu faire depuis plusieurs mois. La cicatrisation complète de l'ulcération eut lieu vers le troisième mois (fig. 24). Dix mois après le début du traitement, l'état général de la malade se maintenait encore dans de bonnes conditions, et l'évolution cancéreuse locale semblait arrêtée. Puis la malade succomba à une hémorragie cérébrale due à son grand âge.

Nous donnons figures 25 et 26 un autre exemple de cancer d'extrême gravité qui fut arrêté dans son évolution rapide.

Lorsque la chirurgie se trouve en présence de CANCERS DIFFICILEMENT OPÉRABLES OU OPÉRABLES DANS DE MAUVAISES CONDITIONS, le radium peut intervenir avant l'opération ou aussitôt après.

Nous sommes convaincus, par des observations suffisamment

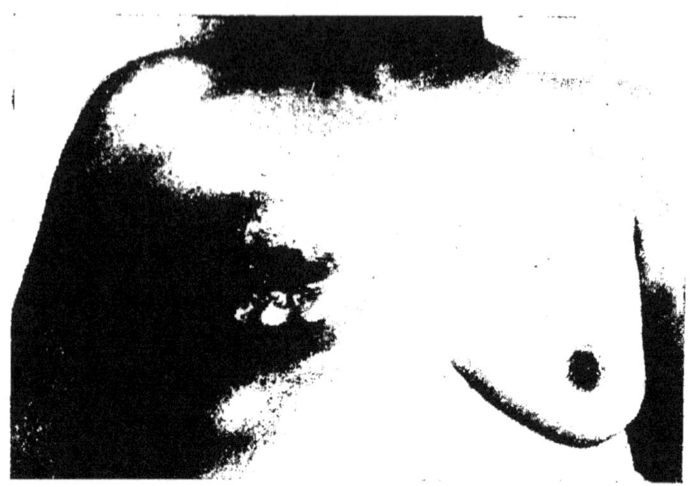

Fig. 25. — Cancer du sein aussi grave que le précédent, avec moins de douleurs, mais une induration cancéreuse profonde plus accentuée.

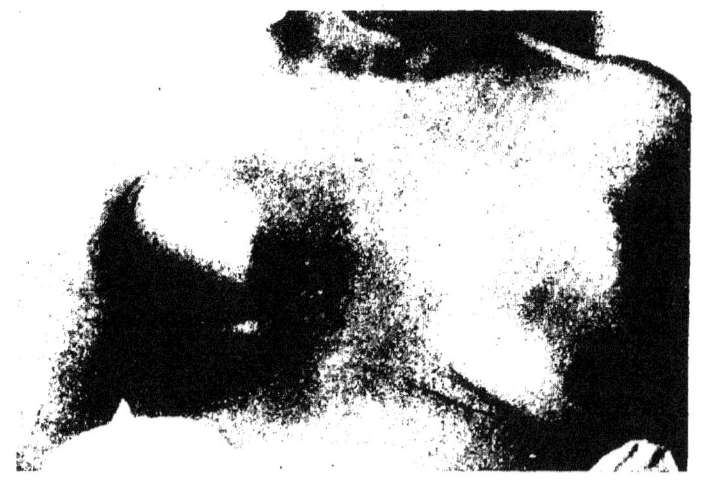

Fig. 26. — Par l'emploi du radium, la plaie s'est cicatrisée, et l'induration de profondeur a très nettement diminué.

nombreuses, de l'intérêt qu'il y a à modifier, à atténuer la virulence du terrain par l'irradiation préalable, lorsque le bistouri doit passer assez près des limites palpables du néoplasme. Cette irradiation doit être faite de quinze à dix-huit jours avant, et être continuée après l'opération. S'il y a urgence à opérer, l'apport radiumthérapique ne se fera qu'aussitôt après l'extirpation, par application des appareils soit dans la plaie vive, soit sur les sutures, soit seulement après la cicatrisation. Les appareils s'enfouissent et se fixent très commodément dans la ouate du pansement, où ils peuvent rester fort longtemps à demeure.

Dans des cas qui, théoriquement, étaient faciles à opérer, mais qui n'ont pu l'être pour une raison quelconque : âge de la malade, maladie de cœur, refus obstiné, etc., *nous avons obtenu des régressions très nettes, des transformations fibreuses avec arrêt du développement malin.*

Le sein se prête fort bien, en effet, aux manœuvres radiumthérapiques et, notamment, lorsqu'il est volumineux, à la méthode du « feu croisé ». En raison de l'étendue de la surface, les places d'application sont nombreuses ; c'est ainsi que deux appareils en opposition peuvent être déplacés trois ou quatre fois, tout en restant placés en vis-à-vis et sans recouvrir les mêmes places.

Il en résulte la possibilité de durées d'irradiation fort longues et continues, et la commodité de ces longues applications, qui peuvent être aisément continuées jour et nuit sans changer en rien les habitudes des malades, est un avantage précieux. Aussi peut-on avec facilité inonder entièrement de rayons une tumeur mammaire et agir fortement dans la profondeur.

Si la région du sein est très favorable à l'irradiation par le radium, elle l'est aussi aux rayons X. Aussi peut-on combiner ces deux modes d'irradiation et utiliser leur valeur propre dans les tumeurs du sein, les rayons X filtrés étant employés pour agir à chaque séance, forcément courte, sur la totalité de la région, le radium ayant pour but d'aller avec les rayons γ fouiller la profondeur des tissus, par applications directes ou par introduction de tubes dans les tumeurs mêmes, en des points spéciaux, au cours de séances qui, celles-ci, peuvent être très commodément longues.

Lorsque la lésion est superficielle, cutanée (maladie de Paget) (1), les résultats sont excellents et durables.

(1) Wickham, Maladie de Paget. Thèse de la Faculté de médecine de Paris, 1890.

Pour le traitement des *récidives* qui se font par essaimement de petits nodules cancéreux disséminés en grand nombre autour de la cicatrice, nous ajoutons à l'emploi des rayons X filtrés avec un dixième de millimètre de plomb l'emploi du radium sur les points qui paraissent les plus profondément situés et les plus rebelles. Nous avons obtenu ainsi des régressions très nettes et complètes, notamment dans un cas où, en Allemagne, on avait agi avec les rayons X et le radium, mais sans filtrer les rayons et, en employant des appareils à radium d'intensité insignifiante, et où les nodules avaient, malgré le traitement, augmenté de nombre et de volume.

Dans un cas (mai 1909) où un nodule, malgré tout, s'accroissait et était particulièrement douloureux, nous avons imaginé d'*injecter sous la petite tumeur 1 centimètre cube d'une vaseline paraffinée* contenant 10 microgrammes de sulfate de radium, mélange qui n'avait pas été employé encore, et nous avons placé un appareil à radium avec filtre sur la surface du nodule pendant cent heures. Notre but était de tapisser la base de la tumeur d'une *radio-activité permanente* et d'opérer ainsi par « feu croisé » de dedans au dehors. Le nodule qui, jusque-là, avait été rebelle, s'affaissa et disparut.

En résumé, dans le cancer du sein, nous pensons, tout en tenant compte des avantages qu'apportent les autres moyens physiques et notamment les rayons X, que *le radium trouve pour sa part des indications thérapeutiques et peut concourir, très utilement et souvent, au soulagement et au bien des malades.*

CANCER DES MUQUEUSES.

L'utilité du radium dans les cancers des muqueuses est incontestable, mais elle varie selon la région et selon la nature des cancers, les sarcomes par exemple étant beaucoup plus faciles à traiter. Nous verrons que, pour la cavité buccale, les résultats, sauf exception (voûte palatine, gencives), sont peu favorables, et qu'au contraire, d'autres régions nous ont donné des résultats extrêmement nets et inattendus, comme en témoigne entre autres l'apparence de guérison complète d'un cancer de la région prostatique de l'urètre.

Pour certaines localisations néoplasiques, éloignées et cachées, difficilement accessibles, le radium apparaît comme l'unique secours à apporter aux malades, et, comparé aux autres agents thérapeutiques, il a vis-à-vis de certaines muqueuses une utilité relativement très grande. Il ne faut pas perdre de vue que dans ces régions, plus encore que dans les autres, les cancers échappent le plus souvent à toute thérapeutique. Mais, si on compare le radium à lui-même dans les diverses régions où nous venons, au cours des chapitres précédents, de lui voir jouer un rôle (peau, tissus sous-cutanés, sein), *on trouvera son action contre le cancer des muqueuses moins favorable en général. Nous ne pensons pas que ce soit là uniquement le fait de conditions biologiques spéciales et contraires ; les difficultés matérielles rencontrées dans la pratique doivent surtout être mises en cause.* Tantôt, alors qu'il serait besoin de doses très élevées, les dispositions de la région viennent empêcher les longues durées d'application nécessaires, comme à la cavité buccale par exemple ; tantôt, c'est une autre difficulté qui surgit, comme lorsque le cancer siège dans des conduits et est assez éloigné (rectum, œsophage, etc.). L'adaptation des appareils ne peut alors pas toujours se faire de façon suffisamment précise et exacte. Il conviendra donc d'employer pour ces régions cachées, et chaque fois qu'on le pourra, les endoscopes et les miroirs non seulement pour repérer le siège des lésions, mais aussi pour faciliter chaque application (1).

Les différence constatée dans les résultats d'une région à l'autre sera donc le plus souvent en rapport avec la plus ou moins grande facilité d'adaptation des appareils, et *ce sont ces raisons qui font de l'utérus une région si favorable à la radiumthérapie.*

Cancers de la cavité buccale. — Le traitement par le radium des cancers graves de la cavité buccale, à côté de résultats palliatifs favorables, donne beaucoup d'insuccès ; mais il est vrai que, en dehors des cas où la chirurgie peut opérer dès la toute première heure, les moyens mis à la disposition du médecin sont moins effectifs encore que ne l'est le radium.

On se heurte ici à une grande irritabilité des tissus, excités constamment par la parole, la mastication et la fermentation, et on est en présence d'une richesse particulière en lymphatiques

(1) Pour répondre à ces desiderata, nous avons indiqué des techniques nouvelles (rectum, estomac, etc.) et des instruments spéciaux destinés à fixer des appareils à radium (fig. 31) (Voy. *Radiumthérapie*, fig. 82, appareils en cire pour la cavité buccale).

et en capillaires sanguins. Aussi les contacts prolongés des appareils sont-ils irritants, et les techniques qui conduisent à la réaction selon le mode électif — la seule utile en cette région — sont-elles difficilement applicables.

Si le poids des filtres et les longues durées des applications sont mal supportés, les doses élevées distribuées en un temps plus court (doses inflammatoires) ne le sont pas moins.

Enfin, même en cas de régression locale, il faut compter avec la facilité de l'envahissement des lymphatiques à distance et les métastases ganglionnaires ; aussi, pour cette région, plus encore que pour tout autre, faut-il respecter le principe de l'extirpation chirurgicale pratiquée de bonne heure, quitte à consolider les cicatrices par l'irradiation post-opératoire.

Ceci dit, nous allons passer en revue quelques-uns des résultats favorables que nous avons obtenus.

Leucoplasie. — Et d'abord un mot des leucoplasies, lésions précancéreuses dont il n'est point déplacé de parler ici.

En principe, les leucoplasies linguales qui sont très superficielles, érosées et facilement irritables, n'ont pas avantage à être traitées par le radium.

Une *leucoplasie linguale* non végétante, *si elle est assez épaisse* et non irritable, peut être décapée par le radium en employant la méthode des filtres moyens que nous avons établie pour le traitement des lésions de surface ayant envahi tout le derme. Dans un cas, le bon résultat que nous avons obtenu s'est maintenu deux ans et demi sans récidive. Lorsque la leucoplasie linguale est accompagnée de végétation en nappe et qu'on ne veut pas opérer, le radium peut être employé : nous avons obtenu chez trois malades l'abrasion des bourgeons, mais la valeur de ces résultats n'est alors que momentanée.

Dans un cas de *leucoplasie labiale*, nous avons obtenu un résultat qui date de trois ans et semble définitif.

Chez un malade atteint de *leucoplasie végétante de la muqueuse jugale* près de la commissure, et qui ne voulait pas être opéré en raison du délabrement nécessaire, nous avons obtenu une régression, suivie de cicatrisation, qui dure et se maintient depuis une année et demie. Cette lésion était particulièrement douloureuse, et les applications du radium ont eu pour premier effet d'arrêter les douleurs.

Cancer de la langue. — Il va sans dire qu'au début des épithéliomes de la langue, lorsque l'infiltration diffuse ne s'est pas faite encore, extirper largement sans attendre est la conduite absolue ; dans quelques cas nous avons irradié d'abord avant l'extirpation, et alors les irradiations ont surtout porté sur la périphérie.

Lorsque la langue est infiltrée et que le muscle est envahi, si pour une raison quelconque l'amputation ne peut se faire, nous pensons, après Dominici et de Martel, qu'il conviendra de préférer, à l'application des appareils plats, l'introduction de tubes

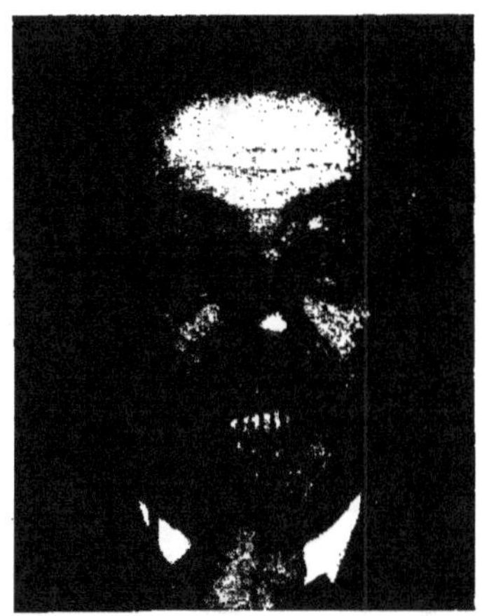

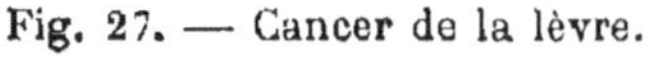

Fig. 27. — Cancer de la lèvre.

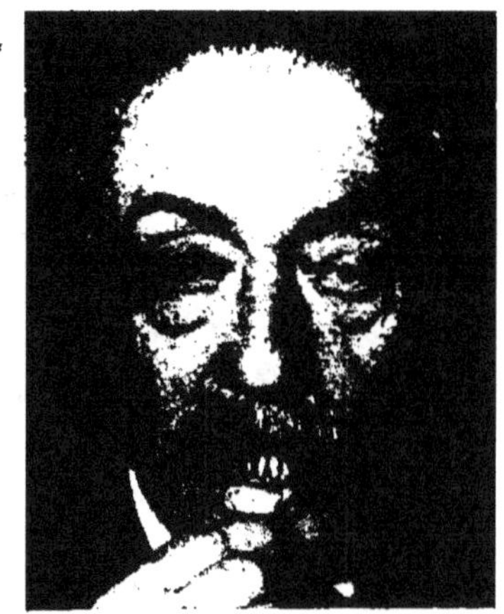

Fig. 28. — État persistant de guérison apparente après l'emploi du radium.

dans la masse néoplasique. On compte par ce procédé quelques résultats palliatifs remarquables.

Cancer de la lèvre. — Sauf quand il est extirpé dès son apparition, le cancer de la lèvre récidive ou se complique si souvent après l'opération chirurgicale qu'on est en droit de tenter d'abord l'emploi du radium, d'autant qu'il peut amener une modification favorable du terrain virulent. La radiumthérapie du cancer de la lèvre, en effet, est souvent favorable. Trois de nos cas, entre autres, qui ne présentaient pas de ganglions, ont régressé, sans récidiver depuis plus de deux ans. Deux d'entre eux étaient des épithéliomes pavimenteux malpighiens typiques de la lèvre inférieure. Le troisième n'a pas été biopsié. Lorsqu'elles sont irradiées, ces lésions doivent toujours être traitées selon le mode de réaction électif, sans déterminer de réaction inflammatoire.

Dans les *cancers épithéliaux* situés dans la gorge, le *pharynx*, la *base de la langue*, nous n'avons observé que des rémissions de courte durée.

Les *amygdales cancéreuses* traitées avec les tubes appliqués après cocaïnisation nous ont donné des rémissions utiles et plus durables.

La voûte palatine nous semble de beaucoup la région buccale la plus favorable ; sur trois cas, nous avons eu trois résultats positifs et durables ; l'un d'eux se maintient depuis quatre ans.

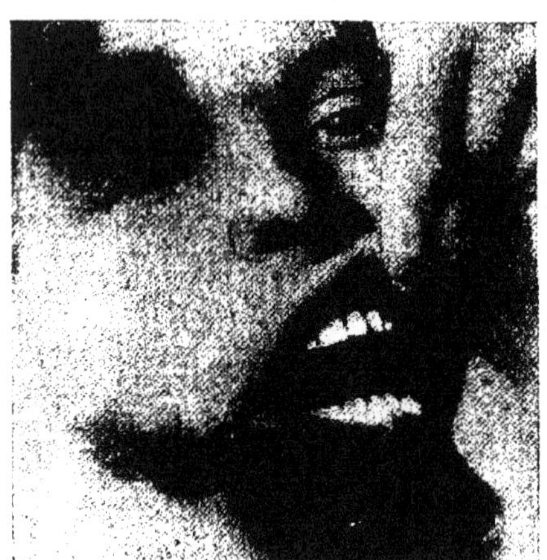

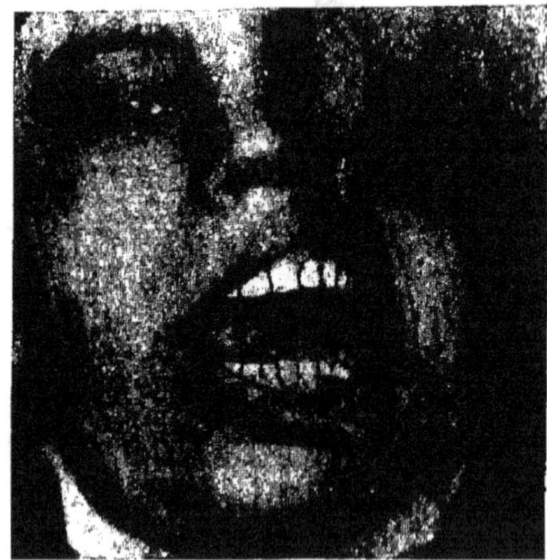

Fig. 29 et 30. — Épulis guérie avec consolidation des dents, sans intervention chirurgicale. Nous avons traité en même temps par le radium le nævus vasculaire dont la malade était atteinte.

Sans déterminer d'irritation par contact et sans trop fatiguer les malades, les appareils peuvent, sur la voûte palatine, être maintenus une à deux heures chaque jour, et on arrive à accumuler ainsi assez facilement les doses voulues.

Ce qui précède s'applique aux épithéliomes ; le traitement des sarcomes n'est pas en butte aux mêmes inconvénients, puisque, ces néoplasies étant plus sensibles à l'irradiation, les doses peuvent être moindres et, partant, les applications plus courtes.

L'*épulis*, lorsqu'il s'agit nettement d'ostéosarcome, régresse de façon remarquable (fig. 29). Sans avulsion de dents, sans résection de maxillaire, on peut guérir l'épulis soit par le radium seul appliqué simplement en « feu croisé » de chaque côté de la tumeur, soit en introduisant un tube dans l'intérieur de la tumeur. Un procédé plus rapide consiste à racler la tumeur au maximum, puis à appliquer le radium. On évite ainsi les mutilations auxquelles la chirurgie est obligée d'aboutir quand à elle seule elle recherche un résultat durable.

Lorsqu'il s'agit aux gencives de tumeur à prédominance fibreuse, la régression se fait aussi, mais incomplètement et très lentement.

Cancer de l'œsophage. — D'après les principes que nous avons formulés, ce n'est que grâce à l'œsophagoscopie que l'on peut utilement s'orienter dans l'application des tubes. Une fois le siège du cancer bien connu et repéré, si on parvient à se rendre compte de l'étendue et du degré de la stricture œsophagienne, on se trouve dans les meilleures conditions pour introduire efficacement un tube de radium inclus à l'extrémité d'un cathéter et par conséquent pour obtenir un résultat utile. Le radiumthérapeute doit ici encore, comme pour toutes ces introductions délicates, avoir recours à l'habileté de main du spécialiste de la région à traiter.

Dans le cancer de l'œsophage, il existe plus rarement des anfractuosités, et le cathéter glisse assez facilement dans le conduit. Le diamètre du cathéter doit être proportionné à la lumière de l'anneau. En dehors des indications de siège et de longueur données par l'œsophagoscopie, on percevra le passage du cathéter dans l'anneau par la sensation d'une plus ou moins grande résistance.

Les tubes peuvent être laissés à demeure assez longtemps et, par applications répétées, on parvient facilement à établir avec la tumeur un contact de plusieurs heures au total. En plusieurs séries séparées par des intervalles de repos, on arrive à une complète et efficace irradiation.

Si la tumeur se présente dans de bonnes conditions opératoires, les résultats se marquent assez vite, le passage des aliments devient plus facile, les sensations spéciales et désagréables diminuent, le malade est fort soulagé ; nous observons des cas qui se maintiennent en bon état depuis trois ans.

Cancer du rectum. — Le cancer du rectum, lorsqu'il est inopérable, trouve très certainement dans le radium un moyen de traitement palliatif utile. L'irradiation parvient à désobstruer le passage en faisant fondre les bourgeons, qui sont comme abrasés ; il diminue les hémorragies, les sécrétions et les douleurs et, de ce fait, relève momentanément l'état général des malades.

C'est ainsi par exemple que, dans deux cas, sans chélotomie nous avons prolongé l'existence du malade pendant douze et quinze mois au cours desquels, durant un certain laps de temps, les malades, qui avant le radium étaient en état voisin de la cachexie, ont pu reprendre leurs occupations.

Dans un cas où la cachexie était assez marquée et où la rectoscopie fut pratiquée par le Dr Bensaude, les hémorragies, les sécrétions diminuèrent, et le cours des matières put se rétablir au point que, pendant cinq mois, la malade eut des garde-robe moulées, alors que durant les six mois précédents elle ne pouvait obtenir de selles sans lavement.

Les cas favorables sont ceux où la rectoscopie a pu déterminer exactement le siège, l'étendue limitée du cancer, ceux qui forment comme un anneau et ne présentent que peu d'anfractuosités et de culs-de-sac.

Le tube radifère est enfoncé à l'extrémité d'une sonde qui est introduite alors soit directement, soit dans le rectoscope servant de conducteur, s'il y a intérêt à déplisser la muqueuse.

Pour une durée d'une ou de deux heures, la sonde peut être tenue à la main, mais grâce à des procédés de contention spéciaux, la durée des applications peut être beaucoup plus longue.

Nous appelons l'attention sur une *technique nouvelle* qui nous a conduits à une irradiation plus complète d'un cancer du rectum. Après avoir fortement irradié la néoplasie en l'atteignant du côté anal, nous avons prié M. Tuffier de pratiquer un anus contre nature approprié spécialement au but que nous nous proposions et qui consistait à atteindre le néoplasme par sa partie supérieure. L'opération conduisit sur la tumeur même, où il fut aisé de fixer des tubes et de pratiquer des irradiations successives de longue durée.

Cancer du pylore. — Dans un cas de cancer du pylore (1) du service du Pr Reclus, nous avons, avec les Drs Gaultier et Labey, adopté la technique suivante. La gastro-entérostomie a été pratiquée, et une ouverture stomacale fut laissée pour permettre l'introduction d'une sonde contenant un tube de radium.

(1) Gaultier et G. Labey, en collaboration avec MM. Wickham et Degrais, Essai de traitement d'un néoplasme du pylore (*Gazette des hôp.*, 8 février 1910).

Celle-ci était recourbée de façon à être dirigée vers le pylore. Les introductions furent pratiquées en séries au cours de trois mois. De plus, pour agir en feu croisé de l'intérieur à l'extérieur, des applications ont été faites simultanément sur l'abdomen au point où la tumeur était sensible à la palpation.

C'est le 8 juin 1909 qu'eut lieu le début de l'irradiation, le malade était alors fort cachectisé ; on ne referma la fistule stomacale que le 8 septembre. Pendant une année et demie, le malade a retrouvé ses forces, et récemment encore il était en assez bonne condition de santé, mais depuis, le Dr Gaultier a constaté des masses secondaires dans le foie, et le malade a repris le lit.

Il faut bien se garder d'attacher trop d'importance à ce cas unique, d'autant plus qu'une gastro-entérostomie simple prolonge parfois assez longtemps l'existence des malades ; il est rare cependant que la prolongation atteigne deux années, et on peut très légitimement attribuer ici aux applications du radium une grande part dans l'arrêt de l'évolution du néoplasme pylorique.

Cancer du larynx. — Le radium peut être *utile dans le*

Fig. 31. — Support que nous avons fait construire pour indroduire des tubes de radium dans le larynx ; le tube est tenu dans la gouttière qui est à l'extrémité du support et à laquelle on peut donner toutes les directions voulues. Le dos de la gouttière protège des rayonnements les parties correspondantes. Un de nos supports a deux gouttières juxtaposées destinées à tenir deux tubes agissants simultanément.

cancer du larynx, à condition que la lésion soit bien délimitée et puisse subir suffisamment longtemps le contact d'un appareil.

Il faut compter sur les manœuvres habiles des spécialistes pour établir ce contact dans les meilleures conditions.

Dans un cas, nous avons profité d'une trachéotomie pour introduire une sonde de bas en haut ; elle fut bien supportée et assez longtemps. Grâce à un support que nous avons fait construire et dont la partie destinée à contenir un tube ou deux tubes accolés peut, selon les nécessités et indications, avoir son ouverture dirigée en tous sens, en haut, en bas, sur le côté, MM. Cousteau et Bellin sont parvenus, avec notre direction radiumthérapique, à maintenir un contact d'irradiation pendant une durée très suffisante pour être effective.

Dans un de nos cas traité par le Dr Bellin, le contact sur un épithéliome de la corde vocale gauche a pu durer, grâce à la cocaïne, quinze minutes à chaque séance.

Cancer de la prostate. — Nous ne saurions mieux faire que de renvoyer, pour ce paragraphe, à la remarquable thèse du Dr Cauhapé (1). Dans ce travail, *on trouvera l'histoire du cas que nous considérons comme un des plus intéressants que nous ayons eu à traiter en radiumthérapie.*

Il s'agit d'un confrère anglais qui, atteint d'un cancer prostatique de l'urètre, nous fut adressé par son médecin, le Dr Nitch (de Londres) en novembre 1909 pour avoir notre opinion sur l'utilité du radium. Le traitement du cancer de la prostate par le radium n'était pas alors encore connu.

Nous décidâmes d'essayer ce mode de traitement, mais — fidèles à notre principe de faire appel en de tels cas à la collaboration du spécialiste, — M. Pasteau (2) fut prié de pratiquer les introductions de tubes. Celles-ci furent faites sous la direction radiumthérapique de M. Degrais. Le Dr Pasteau délimita au cystoscope une tumeur à bords assez nets et recouverte de muqueuse non ulcérée ; cette tumeur était allongée obliquement depuis le bord du col à droite jusqu'au niveau de l'orifice urétéral droit.

D'autre part on sentait une prostate dure et bosselée, surtout au lobe droit. Il s'agissait d'un néoplasme prostatique ayant poussé un prolongement dans la cavité vésicale. Le malade accusait tous les signes subjectifs habituels.

Les introductions de sondes urétrales contenant un tube radifère furent pratiquées, par séries de quatre ou de cinq applications, de deux heures chacune, en vingt jours environ. La première introduction eut lieu le 2 octobre 1909. Vers le mois de juillet 1910, il n'y avait plus de signes morbides, et le cystoscope ne décelait plus de tumeur.

Actuellement, deux ans et demi après le début du traitement,

(1) Cauhapé, Radium et cancer de la prostate Thèse de Paris, 1911.
(2) Pasteau, Desnos, Conf. int. du cancer, Paris, oct. 1910.

l'état, tant au point de vue local qu'au point de vue général, se maintient en bonne condition.

Nous connaissons un cas de sarcome de la prostate qui a cédé facilement après introduction de tubes dans la prostate même.

CANCER DE L'UTÉRUS.

C'est dans le traitement du cancer de l'utérus que le radium joue peut-être son rôle le plus utile et le plus intéressant. Dans cette région, en effet, il représente le seul moyen de pratiquer une irradiation complète, l'instrumentation des rayons X s'y prêtant mal. Grâce à la petitesse et à la forme des appareils, on peut les faire pénétrer dans le canal utérin, les introduire chirurgicalement en plusieurs points de la néoplasie, les appliquer sur les surfaces végétantes ou ulcérées, sur les surfaces cruentées après curettage ou extirpations partielles.

L'efficacité de la radiumthérapie en cette région tient aussi à ce que les appareils une fois introduits peuvent rester en place fort longtemps et très aisément, grâce à un tamponnement vaginal.

Parfois, dans les cas très profondément développés et chez les sujets très maigres, il y a intérêt à appliquer simultanément, en même temps que dans l'utérus même, des appareils sur l'abdomen et à agir ainsi en « feu croisé ».

Comme le dit fort bien le Dr Jacobs, c'est avec une véritable *émotion scientifique* que tout néophyte assiste, lorsqu'il s'agit d'un cancer du col inopérable, à la régression très nette des divers signes locaux et généraux. Les ulcérations se sèchent, les végétations s'affaissent, les hémorragies et les sécrétions se tarissent, la fétidité diminue et disparaît, les douleurs sont très atténuées, le fond du vagin se récrécit, un tissu de sclérose se produit et occupe la place des lésions.

L'emploi du radium ne constitue toutefois qu'un moyen palliatif ; mais combien ce moyen apparaît-il précieux dans les cas où la chirurgie, si elle était employée seule, serait désarmée et où il s'agit de soulager les malades et de prolonger leur existence en leur rendant même parfois pendant plusieurs années le retour à la vie normale.

Voici quelques faits que nous choisissons à titre d'exemples :

Cancers du col difficilement opérables, traités par la combinaison chirurgico-radiumthérapique. — Une malade du Dr Charles Monod souffre d'un cancer du col, avec atteinte de la muqueuse vaginale, ce qui rend l'opération délicate. Le col est dur, saignant, peu mobile, et l'induration s'étend dans le cul-de-sac postérieur, à 2 ou 3 centimètres sur la paroi du vagin. L'état général commence à être atteint.

M. Monod nous prie d'intervenir *pour combiner l'emploi du radium avec la chirurgie*. Au thermocautère il détache les parties bourgeonnantes et ulcérées ; nous intervenons ensuite en introduisant un tube de radium dans le conduit cervical et en appliquant sur la plaie vive deux appareils à vernis.

Ces appareils sont laissés en place deux fois quarante-huit heures consécutives. Deux mois après, nous revoyons la malade, qui n'accuse aucune douleur, aucune pesanteur et se sent en très bonne condition de santé. L'aspect de la région est absolument favorable ; il n'y a plus d'hémorragie ni de sécrétion. L'induration a beaucoup régressé, et la néoplasie a diminué de moitié ; on ne constate ni ulcération ni bourgeon.

Une nouvelle série d'applications analogues à la première est faite. Trois mois après, l'amélioration s'est accentuée au point qu'on pourrait, en se basant sur l'état général et local, se laisser aller à prononcer le mot de guérison. Cependant nous décidons, par précaution, de faire encore une série d'applications. Le tube est difficile à introduire, car la surface lisse de l'utérus est fort rétractée ; enveloppée par la muqueuse vaginale, elle apparaît au fond de la cavité comme un « cul de poule ».

Avec un trocart, M. Monod pratique une perforation qui le conduit dans ce qui reste de la cavité utérine ; le tube y est enfoncé ; une mèche est introduite pour maintenir le tube en place pendant vingt-quatre heures. Les appareils radifères sont appliqués par-dessus et laissés en place quarante-huit heures.

Le début de ce traitement date de novembre 1910 ; au cours des mois écoulés depuis, l'amélioration a été constante ; la malade a repris sa vie de façon normale.

Cancers inopérables, rendus opérables par l'emploi préalable du radium. — Une malade de cinquante-six ans (1) est atteinte d'épithéliome utérin depuis plusieurs mois. Elle signale des pesanteurs abdominales et accuse des pertes fréquentes d'un liquide séro-sanieux ; on constate des bourgeons cancéreux qui saignent facilement et forment deux groupes principaux siégeant sur la lèvre antérieure et sur la lèvre postérieure

(1) Cas du Dr Tuffier, traité par le Dr Lacapère avec nos indications radiumthérapiques.

du col, qu'ils recouvrent à la façon de choux-fleurs. L'utérus est très gros, immobile, douloureux, et la malade est considérée comme inopérable.

Le traitement par le radium est alors méthodiquement entrepris (mai 1908). Au deuxième mois, tous les bourgeons cancéreux du fond du vagin sont complètement abrasés, et on constate alors que l'utérus est beaucoup plus souple et plus mobile dans le petit bassin ; les pertes de sang ont beaucoup diminué. Au mois d'octobre, le traitement par le radium a obtenu une rétraction de la tumeur suffisante pour permettre l'hystérectomie totale. L'examen microscopique a montré qu'il s'agissait d'un épithéliome du col envahissant. La plaie opératoire s'est entièrement cicatrisée, et, depuis, le bon état général et local s'est maintenu.

Adénosarcome avec production polypeuse. — Récemment nous avons rendu opérable une tumeur de l'utérus qui se présentait sous forme d'un gros polype mou intravaginal avec adhérences et immobilité du fond de l'utérus.

Après irradiation intense par des appareils plats glissés en opposition au fond des culs-de-sac très profonds, l'utérus avait retrouvé sa mobilité habituelle au deuxième mois et put être extirpé par hystérectomie vaginale. L'opération fut pratiquée par M. Tuffier. L'examen microscopique, fait par le Dr Gaud, a montré que la base d'implantation du polype était constituée par du tissu adénosarcomateux sur une faible épaisseur et qu'il y avait périmétrite simple. Les signes histologiques habituels de l'évolution régressive du tissu néoplasique irradié furent constatés. Il semble donc incontestable que, dans ce cas, l'irradiation se soit rendue utile en modifiant le terrain et en obtenant une certaine détente dans la périmétrite.

Néoplasies définitivement inopérables. — Nous choisissons en exemple les deux cas suivants, car ils étaient accompagnés, le premier d'*hémorragies* et de *sécrétions particulièrement abondantes et fétides*, et le second surtout de *douleurs intolérables* ; dans les deux cas le radium s'est rendu fort utile et, grâce à lui, une rémission très nette avec prolongation de la vie a été obtenue.

Les hémorragies étaient telles dans le premier cas qu'on s'attendait à voir la malade rapidement succomber.

Il s'agissait de la femme d'un confrère, et celui-ci ne nous demandait d'intervenir que dans un but purement moral, « pour faire quelque chose » ; or, dès la troisième nuit de l'application des appareils, les hémorragies et la fétidité avaient diminué dans des proportions très appréciables. Au quinzième jour, l'état général reprenait le dessus.

Bref, après plusieurs séries d'applications, il n'y eut plus ni pertes de sang, ni odeur, *et la malade vécut ainsi une année encore* ; elle s'éteignit à la longue de cachexie cancéreuse.

Dans l'autre cas, plus récent, les douleurs nécessitaient des piqûres de morphine ; la malade en était arrivée à la dose de 12 centigrammes par vingt-quatre heures. Peu à peu, grâce à l'irradiation, elle put diminuer le nombre de ses piqûres ; au deuxième mois elle les avait supprimées. *Depuis, les douleurs ont entièrement disparu ; l'appétit et le sommeil sont revenus et l'état général s'est relevé.*

Récidive inopérable. — Dans un cas où, après l'extirpation chirurgicale, une récidive impossible à opérer à nouveau s'était produite, nous avons obtenu une régression de la tumeur très nette, et qui date de quatre ans sans qu'il se soit produit de lésions nouvelles.

Dans plusieurs cas de *cancer du col facilement opérable*, mais où on avait préféré surseoir à toute opération chirurgicale, pour raison d'âge et de santé, nous avons obtenu une régression d'apparence complète.

Ces faits montrent, dans les néoplasies de l'utérus, les divers services qu'on peut attendre de la radiumthérapie. Celle-ci peut être employée seule, mais *le rôle du radium est surtout de venir en aide à la chirurgie, soit aussitôt après curettage ou extirpation partielle, ou hystérectomie totale*, soit avant l'opération pour rendre opérable une tumeur qui ne l'est pas ou ne l'est que difficilement. De toutes façons, le radium peut intervenir pour soulager les malades et prolonger leur vie dans des conditions plus supportables même lorsque les cas sont désespérés, à hémorragies répétées, ou à douleurs intolérables. Parfois même, lorsqu'il s'agit de cas moins accentués, on observe chez la malade, pendant un temps parfois assez long, un véritable retour à la vie normale.

Quelques indications générales. — Nous n'avons pu parler ici de toutes les régions où le radium a pu être utilisé ; c'est ainsi, par exemple, qu'après chélotomie, un cancer du côlon a pu être irradié, que les douleurs ont été atténuées dans un cas de cancer du foie, que des épithéliomes de la vulve et de l'anus ont été traités avec avantage.

Bref, ce qui précède permettra au praticien de se rendre compte d'une façon générale des conditions d'utilité spéciale et des *circonstances dans lesquelles on peut appliquer le radium* aux diverses néoplasies malignes selon leur siège et leur nature.

C'est ainsi que, pour citer un cas exceptionnel, M. Tuffier a traité par le radium, en combinaison avec la chirurgie, un épithéliome de l'ovaire (récidive) ayant envahi l'épiploon de la partie latérale droite du péritoine pariétal. Après avoir extirpé la masse gélatineuse, M. Tuffier introduisit les tubes dans le champ envahi par la tumeur, avec un plein succès qui se maintient depuis six mois.

Il ne faut pas oublier aussi que les *méthodes émanifères* appliquées au traitement du cancer, employées seules ou en combinaison avec la méthode radiante, ont déjà donné des résultats importants. C'est ainsi que plusieurs cas de sarcome ont, entre les mains de M. Haret, régressé au moyen de sa méthode d'*ionothérapie radique*. Les *injections de sels radifères insolubles dans les tumeurs* peuvent aussi être utilisées (Voy. p. 92). Il y a sans aucun doute dans ces procédés émanifères un grand avenir (*sérums radioactifs*, etc.), surtout si on parvient à utiliser un corps radioactif de valeur commerciale moins grande que ne l'est celle du radium, et comme le serait par exemple le mésothorium.

VII. — ANGIOMES OU TACHES DE VIN.

NÆVI VASCULAIRES PLANS, TUMEURS ÉRECTILES, TUMEURS SOUS-CUTANÉES.

Lorsque nous avons entrepris nos premières recherches, en 1905, le radium n'était pas considéré comme un moyen pratique et courant de traiter les angiomes. A cette époque la thérapeutique était en quelque sorte *désarmée contre la plupart de ces lésions*. Des taches de vin planes de petites dimensions et des tumeurs érectiles avaient pu être guéries par des opérations d'électrolyse, mais ces interventions étaient douloureuses et devaient être fréquemment répétées.

D'autres taches, surtout celles qui siègent sur le corps et forment tumeurs, pouvaient être extirpées chirurgicalement ou détruites à l'électro-cautère (1). *Mais il y avait peu de chose à faire contre les grandes taches qui couvrent la moitié de la face, traversent la joue jusqu'à colorer la muqueuse de la bouche au verso, contre les grosses tumeurs vasculaires saillantes qui se développent sur la peau, sur les muqueuses du nez, de la bouche, des conjonctives, et contre les tumeurs vasculaires situées profondément sous la peau, toutes lésions formant dans leur ensemble par leur volume de véritables monstruosités.*

Sensibilité spéciale des tissus angiomateux aux rayons. — Nous avons démontré à l'Académie de médecine, en octobre 1907, que le radium employé d'une certaine façon pouvait guérir la grande majorité de ces lésions par réaction élective, c'est-à-dire sans produire d'inflammation et sans déterminer de douleur, ce qui est précieux d'ailleurs, puisqu'il s'agit souvent d'enfants.

(1) Les rayons X n'avaient été utilisés avec succès que dans quelques cas isolés. C'est depuis les résultats apportés par la radiumthérapie des angiomes et la connaissance du filtrage, que les rœntgéno-thérapeutes se sont mis à cette étude, mais ils ne se sont encore adressés qu'à de petites lésions érectiles n'ayant aucun rapport avec les tumeurs de volume considérable dont nous parlerons, et n'ont pas encore traité les angiomes des conjonctives et des muqueuses difficilement accessibles.

Résultats. — Notre statistique personnelle porte sur plus d'un millier de taches de vin. Ces taches présentent de nombreuses variétés pour chacune desquelles il faut une technique spéciale. Nous ne pouvons entrer ici dans les détails d'un chapitre aussi vaste que complexe ; nous nous contenterons de donner de chacune des principales variétés, que schématiquement nous réduirons au nombre de trois, un exemple des plus marquant, *de ceux qui apparaissaient autrefois comme les plus difficilement guérissables, pour ne point dire tout à fait incurables.*

Nævus vasculaire plan. — Angiome de forme plane, de niveau avec la peau, très coloré et profondément infiltré

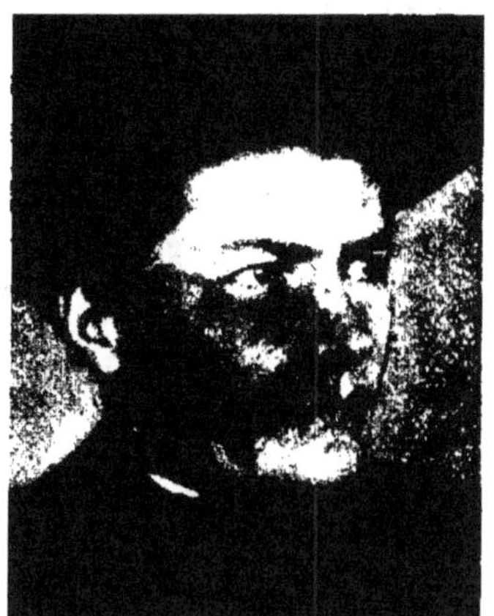

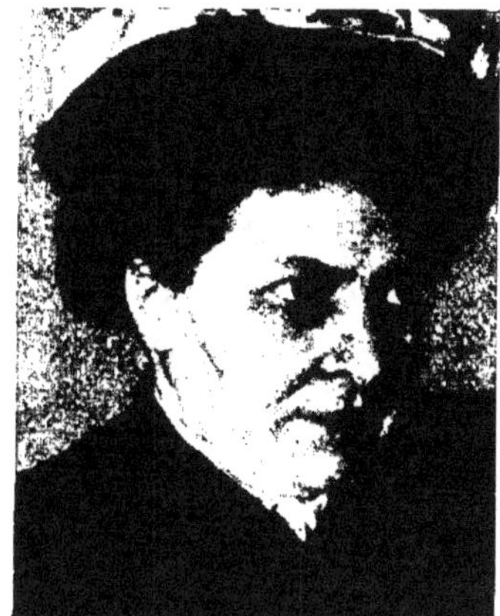

Fig. 32 et 33. — Tache de vin plane décolorée par le radium sans qu'il se soit produit d'irritation de la peau.

(fig. 32 et 33). Une femme de quarante ans est atteinte, au côté gauche de la face, d'une tache violet foncé qui l'empêche d'être acceptée dans les ateliers et lui rend la vie insupportable. Cette tache s'étend du nez à la partie postérieure de l'oreille, couvre les trois quarts supérieurs de toute la joue qu'elle traverse et se retrouve sur la muqueuse de la bouche. La pression faite avec le doigt ne la décolore pas. Par la méthode que nous avons instituée, la décoloration s'est faite peu à peu. Actuellement cette femme est pratiquement débarrassée de son infirmité, et cela a été obtenu sans qu'à aucun moment il y ait eu irritation de la peau. Il est en effet de toute importance dans les formes planes d'éviter les irritations, car celles-ci peuvent être suivies de pigmentations ou de télangiectasies. Pour certaines variétés de ces angiomes, nous avons adopté une technique spéciale et nouvelle qui consiste dans la *combinaison de l'emploi du radium et de la lampe de Kromayer.*

Angiome érectile monstrueux. — Les figures 34 et 35 nous dispensent d'expliquer le résultat obtenu. La tumeur était très saillante et d'étendue considérable ; non seulement elle couvrait les paupières, mais elle tapissait les conjonctives pal-

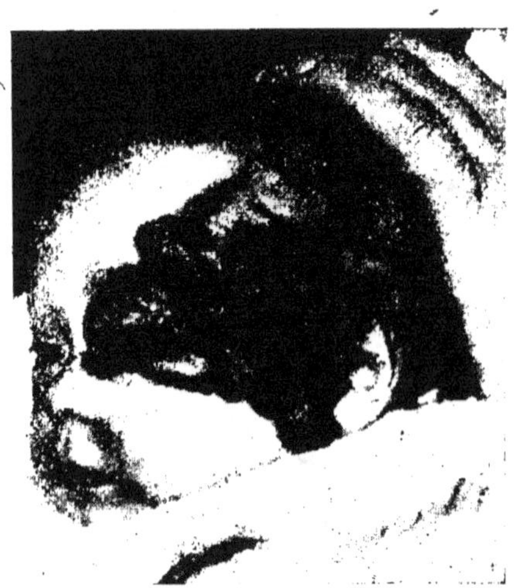

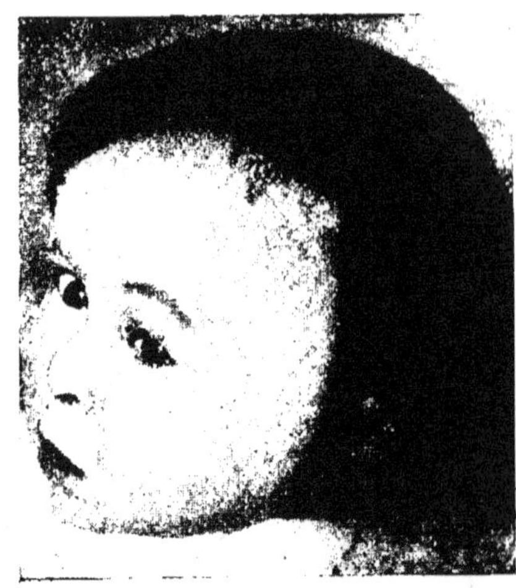

Fig. 34 et 35. — Énorme tumeur vasculaire érectile *pénétrant sous les paupières*, guérie par le radium.

pébrales et oculaires, régions qu'il n'est possible de traiter utilement qu'avec le radium, grâce aux appareils de forme lamellaire.

Radiumchirurgie des angiomes érectiles. — Quelquefois l'angiome atteint des dimensions telles que le radium ne peut songer à lui seul à faire disparaître la tumeur; son emploi est alors fort utile à un autre point de vue. Il détermine dans la tumeur, en même temps qu'une réduction de volume et une décoloration presque complète, une transformation fibreuse qui rend possible l'intervention chirurgicale à laquelle on n'aurait pu songer auparavant, à cause des dangers de l'hémorragie. Nous avons traité ainsi une tumeur qui, descendue des paupières, du nez, de la tempe, de la joue, venait, après avoir couvert le bas du visage, pendre comme un « sac de sang » jusqu'à 2 centimètres au-dessous du menton.

Angiome profond. — TUMEUR VASCULAIRE SOUS-CUTANÉE. — Il s'agit de tuméfactions des tissus soulevant la peau sans que celle-ci soit atteinte. Chez un enfant (fig. 36) dont la joue droite saillante occasionnait une asymétrie qui le défigurait étrangement, en appliquant les appareils en « feu croisé », les uns du côté de la muqueuse, les autres du côté de la peau, avec des dosages tels qu'ils ne puissent produire aucune inflammation des surfaces, la tuméfaction a peu à peu rétrocédé pour disparaître complètement.

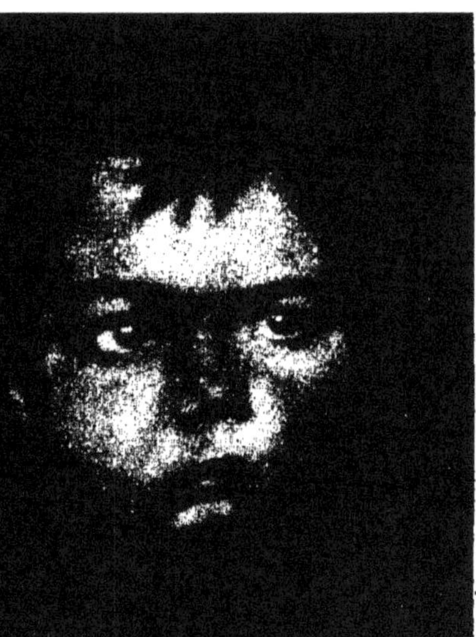

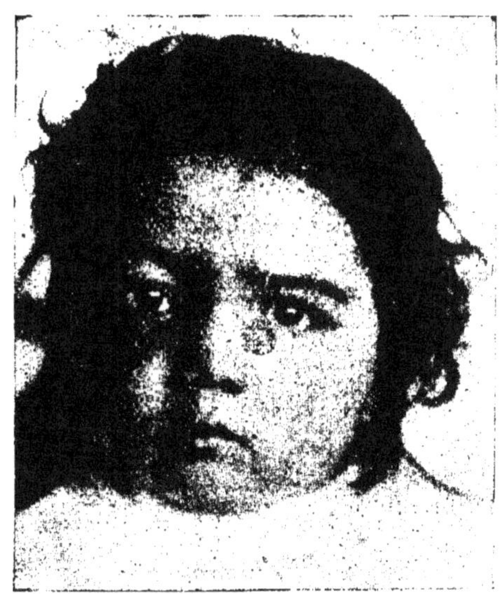

Fig. 36 et 37. — Guérison d'une tumeur vasculaire sous-cutanée irréductible de la joue sans vascularisation pathologique de la peau.

Parfois les tumeurs vasculaires sont *profondément situées* et, en opérant comme pour les cancers profonds, on obtient leur régression grâce à leur sensibilité aux rayons ; dans quelques cas, nous avons opéré en introduisant des tubes dans l'intérieur de l'angiome, après avoir produit, par application extérieure, un certain degré de transformation fibreuse.

Ces diverses formes d'angiomes peuvent se rencontrer chez le même sujet. On peut se trouver alors en présence de monstruosités contre lesquelles il semble n'y avoir plus aucune ressource, et cependant le cas de gravité exceptionnelle que nous donnons

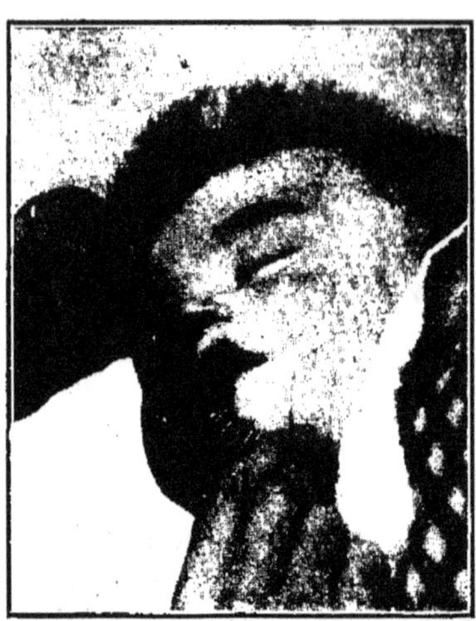

Fig. 38. — Angiome de la lèvre supérieure traité en feu croisé. Cette figure démontre l'indolence et la commodité du traitement, puisque les appareils sont appliqués pendant le sommeil de l'enfant.

en note montre jusqu'où peut s'étendre l'action curative du radium (1) (fig. 39, 40, 41).

(1) Il s'agit d'un bébé dont l'état général semblait désespéré, et voici ce que nous en disions dans la première édition de notre traité, en 1909 :

« Nous présentons ce cas comme le fait dominant et capital de notre chapitre de la radiumthérapie appliquée aux angiomes.

« Ceux qui ont vu le bébé avant le traitement ne peuvent absolument pas croire que c'est le même enfant qu'on leur présente maintenant. En une année, la modification a été absolue et radicale. Avant, c'était un enfant dont l'existence était sérieusement compromise. A cause de la présence d'angiomes volumineux dans les fosses nasales et dans la cavité buccale, *il ne pouvait respirer par le nez, ni être alimenté qu'à grand'peine ; il était chétif, malingre, de très misérable apparence.* La face, couverte d'angiomes, était d'une laideur repoussante, monstrueuse. Après une année de traitement par le radium, la transformation est complète, les angiomes se sont aplatis et décolorés ; il n'est

Les trois observations que nous donnons comme types encadrent toute une série d'observations intermédiaires non

plus question de craintes pour sa santé générale, car la plupart des orifices obstrués par les angiomes se sont dégagés et ont repris leurs fonctions. L'enfant se développe dans des conditions très favorables. » Depuis lors, cette amélioration s'est parachevée, et aujourd'hui (1912), la fillette, âgée de cinq ans, a une apparence absolument normale.

Voici, en quelques mots, les détails de cette observation : « Chez un bébé de huit mois qui nous est adressé par le Dr Boutin en 1907, l'œil droit est complètement clos ; l'existence d'une tumeur vasculaire

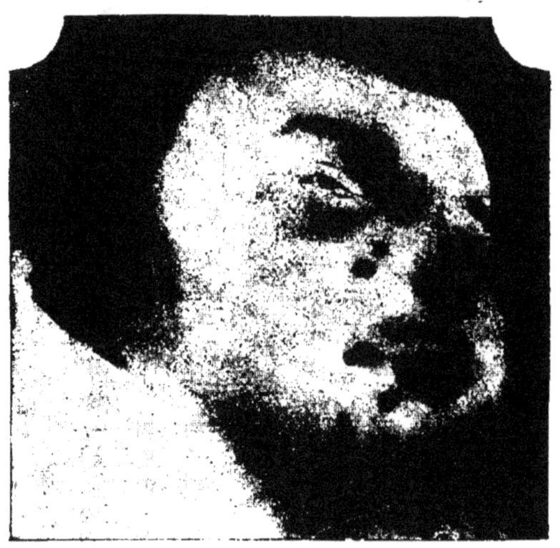

Fig. 39. — Angiomes saillants multiples de la face et des muqueuses buccale, nasale, conjonctivale; la photo n'indique pas les masses vasculaires sous-cutanées qui infiltraient divers points du visage (paupières, nez, joues); le nez était complètement obstrué et la bouche l'était à moitié (Voy. fig. 40 et 41).

péri-orbitaire repousse en avant, en bas et en dehors, le globe oculaire. Les paupières épaisses, gonflées, sont presque fermées. A leur niveau, la peau est sillonnée de veines très apparentes. L'angle interne est le siège d'un nævus légèrement surélevé, de coloration rouge violet, qui semble une excroissance de tumeurs sous-palpébrales. La joue, près du sillon naso-génien, présente deux placards vasculaires. La pointe du nez est déformée par une tumeur vasculaire saillante, et la région médiane de la lèvre supérieure est comblée par un angiome violacé de 8 millimètres de saillie qui pénètre dans les narines et les obstrue. La lèvre inférieure est le siège, d'une commissure à l'autre, moins intéressantes, dans lesquelles le radium a rendu aux malades des services signalés.

d'une grosse tumeur rouge violet, de surface irrégulière, qui triple son volume, la retourne et la fait pendre jusqu'à toucher le menton. La face interne de la joue droite présente un vaste angiome saillant, dont le pincement entre les deux maxillaires donne lieu à des hémorragies.

« Sur le menton est un nævus légèrement saillant, siège aussi de fréquentes hémorragies. A la région sus-hyoïdienne médiane existe un nævus légèrement saillant de 4 centimètres carrés. Au-devant de

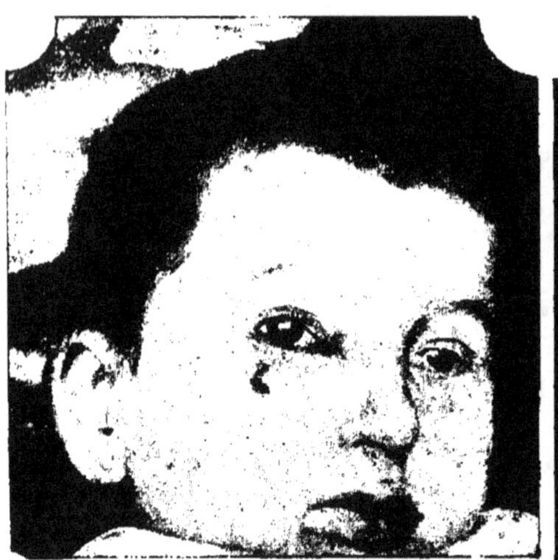

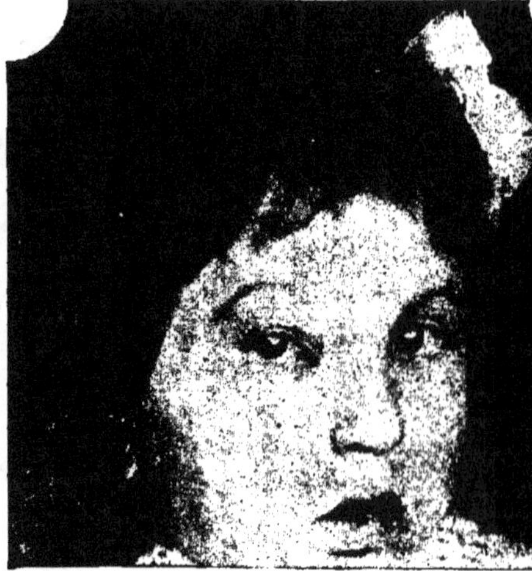

Fig. 40. — État après un an de traitement (Voy. fig. 39).
Fig. 41. — État trois ans après la fin du traitement.

l'oreille est une grosse tumeur qui présente au centre une surface surélevée, bombée, de $2^{cm},5$ de saillie. Le conduit auriculaire est bouché par plusieurs petites tumeurs vasculaires. Le sillon rétro-auriculaire présente un gros bourrelet angiomateux violet.

« On conçoit, d'après cette description, en présence de quelles difficultés matérielles nous nous sommes trouvés et combien il a fallu de patience, d'expédients et de techniques différentes pour arriver au résultat que nous avons obtenu.

« C'est ainsi que, pour le traitement des conjonctives par exemple, il a fallu des soins particulièrement minutieux. Dès qu'on entr'ouvrait les paupières, la muqueuse angiomateuse débordait, et c'est sur ces points que, pendant le sommeil, des appareils pouvaient être appliqués, mais chaque fois un temps très court. Ces applications, combinant leurs

Notre méthode a reçu la consécration du nombre et du temps, car nos cas les plus anciens remontent à sept ans, et nous pouvons affirmer actuellement la constance des résultats obtenus.

Mais il y a lieu, au point de vue de la valeur de ces résultats, de faire un départ très net entre les taches de vin planes et toutes les autres variétés d'angiomes. Ces dernières constituent de telles monstruosités que, même s'il reste ou survient quelques télangiectasies, ce qu'on obtient est tellement supérieur à ce qui était avant que les malades se déclarent absolument satisfaits. Il n'en est pas de même pour les taches de vin proprement dites, les taches planes où l'on vise surtout à la recherche du meilleur résultat esthétique. Or, à côté de très belles guérisons, nous avons eu dans ce second groupe, surtout au début de nos recherches, des insuccès. Pour résoudre les difficultés auxquelles on se heurte, il faut une expérience particulièrement longue, savoir choisir les cas justiciables du radium, et le plus souvent varier les techniques en combinant le traitement radiumthérapique avec l'emploi d'autres procédés, comme l'électrolyse, la neige caustique, et surtout la lampe de Kromayer, etc.; c'est ainsi que maintenant, par un choix de combinaisons bien approprié, nous obtenons régulièrement des résultats qui donnent satisfaction aux malades. Quant aux tumeurs érectiles du tronc, lorsque celles-ci sont suffisamment pédiculées, il est plus rapide de les extirper chirurgicalement.

Le traitement par le radium, *appliqué selon les règles*, est absolument inoffensif.

Nous avons vu avec le Dr Gaud que les modifications microscopiques obtenues par le radium sur les angiomes consistaient en une altération des cellules qui tapissent la surface interne des vaisseaux et du tissu conjonctif qui les entoure, aboutissant à une obstruction des petits vaisseaux et conduisant à une transformation scléreuse et exsangue de la tumeur.

effets à ceux produits à travers les paupières, par applications sur leur face externe, parvinrent assez vite à réduire les tissus bourgeonnants et débordants. On put alors mieux ouvrir les paupières, sans toutefois parvenir à les retourner. Peu à peu, on aboutit à la décongestion, au dégonflement complet de la région.

« Et c'est de cette façon que, progressivement, par des séries de traitements répétés à intervalles éloignés, nous sommes parvenus à l'excellent résultat actuel. »

VIII. — CHÉLOÏDES ET CICATRICES VICIEUSES.

Il arrive souvent qu'à la suite de la cicatrisation des ulcérations scrofuleuses du cou, de boutons d'acné à la nuque, de brûlures, de traumatismes accidentels, d'opérations chirurgicales, enfin de toutes plaies, et parfois même de plaies si petites qu'elles passent inaperçues, que des tumeurs blanchâtres ou rosées, dures, parfois douloureuses, couvertes d'une peau tendue, lisse et brillante, se produisent et déforment les régions où elles se développent. Ce sont les *chéloïdes* ou les *cicatrices chéloïdiennes*, les *acnés chéloïdiennes*. Or, les chirurgiens savent combien il est difficile de faire disparaître ces tumeurs. Si on les extirpe au bistouri, elles repoussent et souvent plus volumineuses qu'auparavant. L'électrolyse, les scarifications que l'on a essayées viennent parfois, mais rarement, à bout de quelques-unes d'entre elles, et en tout cas seulement après un traitement très long et douloureux. Bref, la thérapeutique était fort peu armée contre de telles lésions lorsque nous avons apporté, en mai 1908, à l'Académie de médecine, des observations de guérisons nombreuses et anciennes démontrant l'utilité du radium dans le traitement des chéloïdes.

Sensibilité spéciale du tissu chéloïdien. — Lorsque l'un de nous (Wickham) fit ses premiers essais en 1905, il choisit un appareil à *écran d'aluminium* et des doses non inflammatoires. Il n'avait alors aucune donnée pour le guider, mais, ce faisant, il pensait répondre aux deux conditions qui lui paraissaient indispensables pour traiter les lésions qui habituellement réagissent et s'accroissent à la moindre excitation : 1° agir dans la profondeur même de la chéloïde à travers toute son épaisseur, et 2° éviter toute irritation. Le résultat souhaité fut entièrement obtenu. Les tumeurs s'affaissèrent sans radiumdermite et disparurent; leur base devint souple, et ce fut bien là la démonstration de la sensibilité toute spéciale du tissu chéloïdien à l'influence des rayons du radium.

Les *chéloïdes jeunes*, celles qui *sont dites spontanées*, sont particulièrement sensibles.

Quant aux *cicatrices vicieuses*, le radium n'est utile que si elles sont saillantes et contiennent du tissu chéloïdien.

Il faut toujours avoir recours, pour le traitement, au *mode de réaction électif*. Dans aucun cas il ne faut déterminer d'irritation, et cela seulement par crainte des télangiectasies qui pourraient plus tard enlaidir les surfaces aplaties. L'expérience nous a montré qu'il n'y a jamais à craindre de poussée chéloïdienne nouvelle à la suite d'une irradiation trop active ; en effet, tandis que la zone superficielle est irritée par des doses trop fortes, les zones profondes sont, elles, influencées curativement selon le mode électif par les rayons qui les ont atteintes, filtrés à travers les premières couches chéloïdiennes.

Résultats. — Nous avons traité à ce jour plusieurs centaines de chéloïdes en obtenant toujours un degré plus ou moins

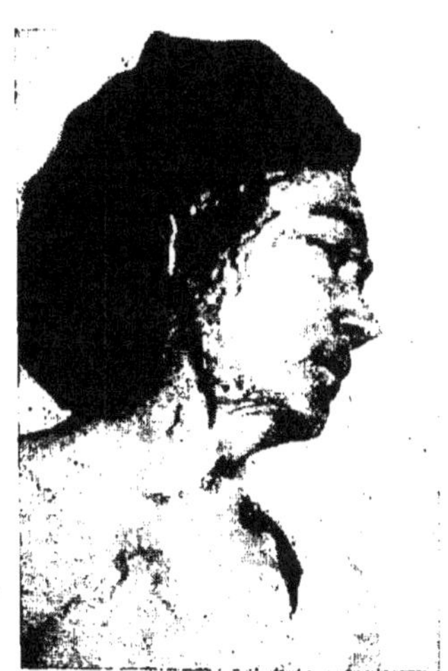

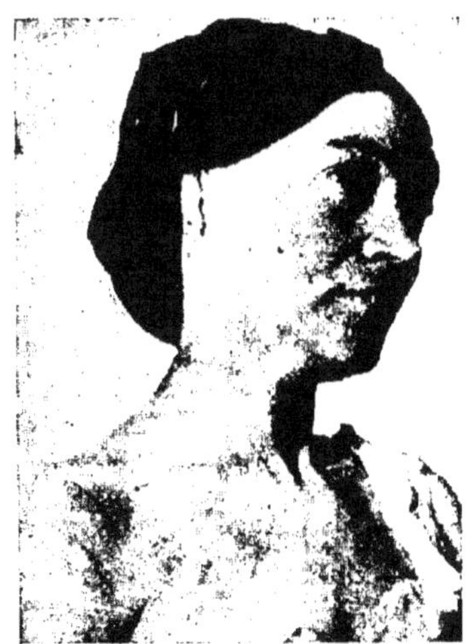

Fig. 42 et 43. — Guérison d'une cicatrice chéloïdienne, suite de brûlure par acide sulfurique. Les brides cicatricielles du cou, qui gênaient la rotation de la tête, ont été considérablement assouplies.

accentué de régression, et le plus souvent leur nivellement complet. Il arrive même, pour de petites chéloïdes, que toute trace superficielle s'efface. Le plus souvent, une fois la saillie tumorale aplanie, il reste une surface lisse, brillante, unie.

Cicatrices chéloïdiennes rétractiles. — Le traitement de ces cicatrices comporte un intérêt tout spécial ; il ne s'agit plus ici seulement d'obtenir un résultat d'esthétique, mais de remédier à une déformation qui gêne certains mouvements, comme c'est fréquemment le cas dans les cicatrices chéloïdiennes de la face dorsale des doigts, celles des commissures labiales,

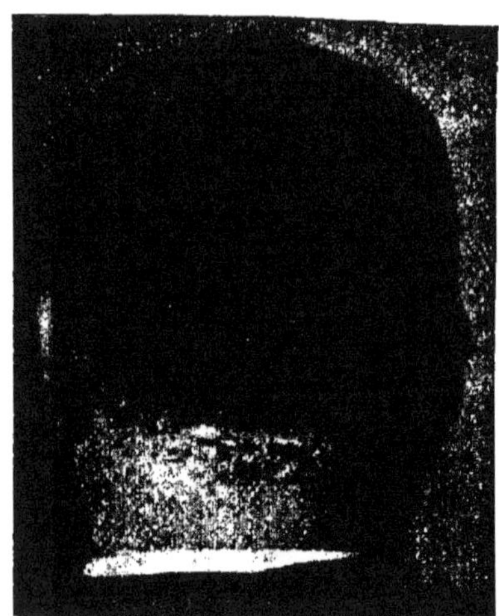

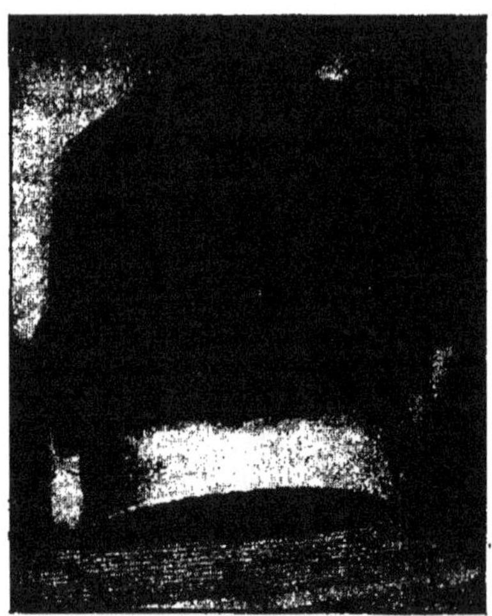

Fig. 44 et 45. — Acné chéloïdienne de la nuque guérie par le radium.

celles du cou, etc. Le service à rendre en libérant les malades de leur infirmité est alors tel que, si le mode de réaction électif n'a pas obtenu de résultat suffisant, nous ne craignons pas de faire absorber des doses beaucoup plus fortes, quitte à produire un peu d'irritation de surface et à risquer de voir apparaître par la suite quelques télangiectasies. Celles-ci, au surplus, ne se produisent pas toujours ; dans l'observation à laquelle se rapportent les figures 42 et 43, malgré des irritations que nous n'avons pu éviter bien que nous ayons employé des filtres de 3 millimètres de plomb, et qui résultent de la nécessité de doses très élevées, il ne s'est pas produit de télangiectasies.

Quant aux pigmentations qui parfois se produisent au début du traitement, elles s'effacent peu à peu dans la suite.

Acné chéloïdienne de la nuque. — Ces acnés si rebelles ux autres moyens sont particulièrement favorables au trai- ement par le radium. Nous attribuons ce fait non seulement la réceptivité spéciale du tissu chéloïdien, mais aussi à l'action es rayons sur les glandes sébacées-pilaires qui entretiennent es chéloïdes (fig. 44 et 45).

L'irradiation détruit irrémédiablement les poils et les glandes t enlève ainsi toute cause de récidive une fois la chéloïde aplatie. y a donc dans ce traitement, de la part du radium, triple ffet : action curative sur le tissu chéloïdien et sur l'élément cnéique, et destruction du poil (Voy. p. 84).

Absence de récidives. — Nous tenons à signaler ce fait 'observation que, chez aucun de nos malades, il ne s'est pro- uit de récidive de retour de ces tumeurs, et c'est là un résultat 'autant plus remarquable qu'il s'agit de tumeurs qui réci- ivent presque toujours lorsqu'elles sont traitées autrement que ar les rayons.

Radiumchirurgie. — Dans le but de gagner du temps, ous avons parfois combiné l'extirpation chirurgicale à l'irra- iation. Dans un cas du Dr Péraire, une chéloïde de grande imension siégeait au cou sur des tissus relativement lâches, e prêtant à une large extirpation. Cette tumeur avait déjà té enlevée quatre fois, mais avait régulièrement récidivé ; près la dernière extirpation qui fut suivie de notre intervention adiumthérapique, aucune récidive ne s'est produite, et le cas emonte à plusieurs années (1).

Histologie. — Nous avons, avec le Dr Gaud, présenté au ongrès de physiothérapie de Paris (mars 1910) le mode his- ologique de la régression des chéloïdes. C'est dans la profondeur e la tumeur qu'apparaissent les premiers éléments de guérison ous forme de cellules embryonnaires qui envahissent le tissu héloïdien et le transforment en un tissu de nouvelle formation.

(1) Nous venons tout récemment de revoir le malade; il s'est produit ernièrement une récidive aux deux extrémités de l'incision. Ce fait st intéressant, car l'incision s'étant étendue très loin au delà de la umeur même, nous n'avions irradié que la région où siégeait la umeur, et là il n'y a toujours pas de récidive.

IX. — TUBERCULOSE CHIRURGICALE, LUPUS, SCROFULODERMIE.

Les tissus tuberculeux dont nous allons parler peuvent, comme tous les autres tissus pathologiques, être influencés, par conséquent modifiés, par les rayons du radium. Mais leur degré de *réceptivité* varie d'une forme tuberculeuse à l'autre.

Tumeurs ganglionnaires tuberculeuses. — C'est ainsi

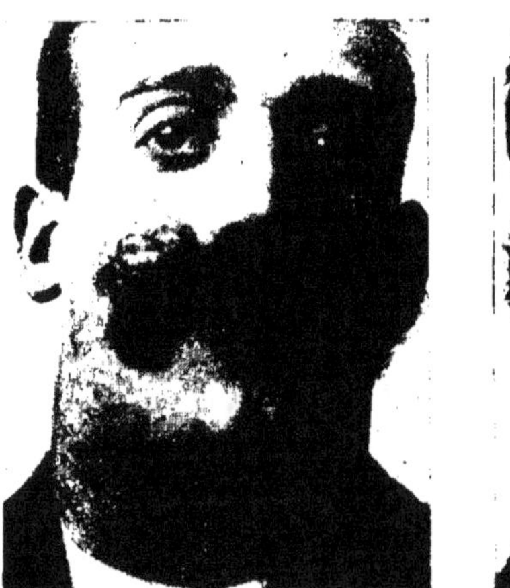

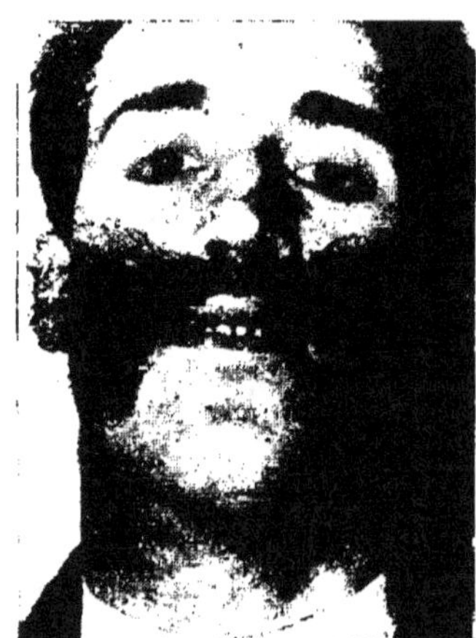

Fig. 46 et 47. — Masses ganglionnaires scrofulo-tuberculeuses chroniques de la région sous-maxillaire guéries par le radium.

que les engorgements ganglionnaires tuberculeux sous-cutanés sont beaucoup plus sensibles aux rayons que ne le sont les diverses variétés de lupus, et notamment les nodules du lupus vulgaire. Les ganglions sont plus sensibles que les tissus sains normaux environnants; il s'ensuit qu'on peut les faire disparaître, même en agissant à la surface cutanée à travers les tissus sains, et sans déterminer de radiumdermite. Ce sont les propriétés décongestionnantes du radium qui semblent ici surtout mises en jeu. Bien que les petits ganglions durs de la scrofule, les diverses adénites chroniques puissent en bénéficier, ces propriétés s'adressent surtout aux poussées ganglionnaires massives subaiguës, aux volumineuses adénites des régions sous-maxillaires et cervicales (fig. 46 et 47).

Infiltrations tuberculeuses. — Scrofulodermie. — C'est ainsi que, dans certaines infiltrations tuberculeuses congestives du derme, on peut obtenir des régressions assez faciles. Il en est de même des infiltrations qui accompagnent des ulcérations tuberculeuses. Nous avons dès 1905 observé, chez un de nos malades porteur au-devant du genou d'une large infiltration tuberculeuse ulcérée au centre, la régression et la guérison des régions péri-ulcéreuses influencées à distance par les rayons peu nombreux émis de la périphérie de l'appareil, alors que cet appareil n'avait été appliqué que sur le centre ulcéré (1).

De même bien des lésions scrofuleuses ulcérées, abcédées, trouvent un bénéfice dans l'emploi du radium.

Les rayons agissent aussi sur ces lésions en déterminant une modification dans leur vitalité. Quand elles présentent des fistules, des trajets superficiels, il convient de débrider, de mettre les surfaces à nu et d'agir avec des doses radio-actives énergiques. Lorsque les trajets sont profonds, l'introduction de tubes de radium a dans bien des cas hâté la guérison.

Caries osseuses, tumeurs blanches. — Dans les caries osseuses, les tumeurs blanches, on peut de même profiter des fistules pour introduire des tubes (Dominici et Chéron). Pour les tumeurs blanches, nous avons adopté, simultanément avec ces introductions quand elles étaient possibles, l'emploi des appareils à vernis appliqués à la surface en « feu croisé ». Employés avec mesure, ces moyens aident très certainement dans quelques cas à l'amélioration, à la sédation des lésions, et il ne paraît pas douteux que le radium puisse apporter dans certaines tuberculoses chirurgicales une utile contribution thérapeutique, soit isolément, soit par combinaison avec les autres moyens hygiéniques, chirurgicaux et physiothérapiques (aération, insolation, etc.).

Lupus. — Les diverses formes du lupus sont moins sensibles aux rayons; on doit donc agir avec une plus grande dose de radio-activité et protéger les tissus sains environnants. Aussi bien, lorsque les nodules lupiques sont profondément situés,

(1) Wickham, *Annales de dermatologie*, octobre 1906.

on n'a que peu d'action sur eux si on désire ménager la surface.

Dans les lupus à nodules profonds, il ne faut donc pas craindre d'agir avec des doses quelque peu destructives, même si on n'a employé que des rayons destinés à atteindre surtout la profondeur du derme.

Pratiquement, les nodules lupiques isolés, ceux qui réapparaissent dans les cicatrices de guérison, sont peu justiciables du radium, et nous les détruisons à l'électro-cautère.

Dans le domaine des lupus plus qu'en tout autre, il faut

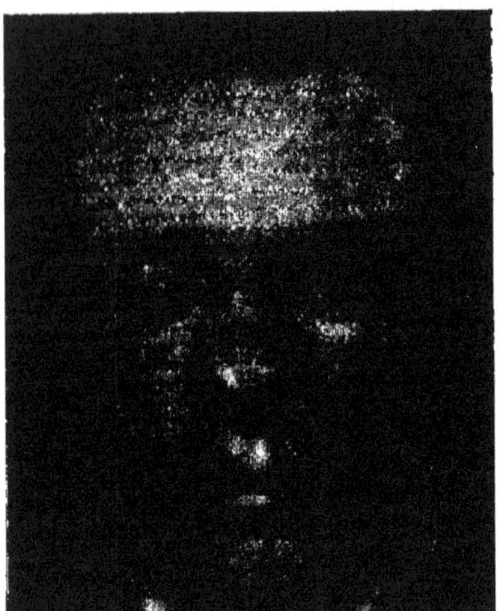

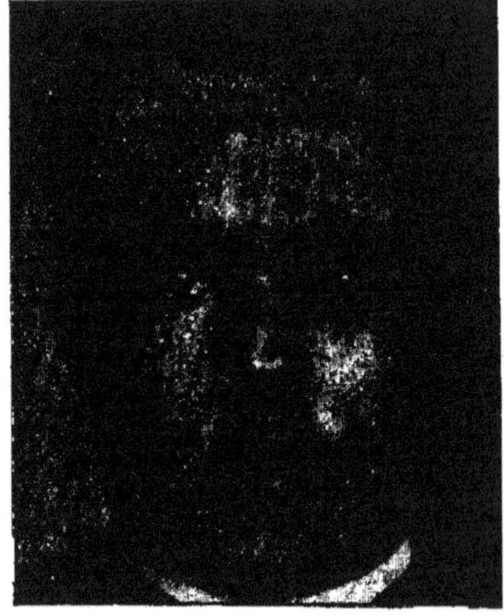

Fig. 48 et 49. — Guérison d'un lupus tuberculeux très accentué, présentant de vastes ulcérations, des végétations et des masses agglomérées de nodules lupiques.

d'ailleurs associer les ressources des divers moyens reconnus efficaces. Aucun ne peut prétendre à guérir définitivement tous les cas de lupus, et il y a toujours dans ce groupe de lésions — quelle que soit l'excellence des procédés employés — un déchet considérable de cas rebelles ou récidivés.

C'est par la combinaison de divers procédés qu'on aboutit au meilleur résultat. Néanmoins, avec le radium employé seul, nous avons eu bien des succès heureux dans les diverses formes du lupus (*lupus vulgaire, lupus érythémateux*), comme le montre le cas de guérison représenté figures 48 et 49. C'est sur les ulcérations, les végétations, les formes verruqueuses et érythémateuses que l'action du radium paraît la plus décisive.

Lupus des muqueuses. — Mais où le radium, comme nous l'avons depuis longtemps signalé en premier, est nettement supérieur, grâce à son instrumentation, c'est pour le traitement des régions difficilement accessibles aux autres agents thérapeutiques et en particulier celui des muqueuses conjonctivales, palpébrales, gingivales et nasales.

Nous avons en particulier obtenu, dans le *lupus de la conjonctive palpébrale*, des résultats très supérieurs à ce que d'autres procédés auraient obtenu, et dont la valeur est consacrée par le temps. Dans un cas de tuberculides des bras, le seul que nous ayons eu encore à traiter, le résultat a été excellent et durable.

Dans une tuberculose largement ulcérée de la langue, de ces cas rebelles entre tous, nous avons obtenu une guérison qui se maintient depuis plusieurs mois.

X. — AFFECTIONS DIVERSES.

Nous réunissons dans ce chapitre, en un rapide aperçu, quelques résultats intéressants que nous désirons signaler.

Maladies du système pilo-sébacé (Poils et glandes de la peau). — Destruction des poils. — C'est en observant la disparition des poils sur les nævi pigmentaires traités par le radium que nous sommes arrivés à connaître les doses nécessaires à la destruction des poils du visage et à les adapter surtout aux poils blonds et minces, sans déterminer d'irritation de la surface.

Acné, couperose. — Le radium agit sur les inflammations du système pilo-sébacé et modifie les glandes en les atrophiant. Dans les *acnés confluentes rebelles du visage*, ou *couperoses* accentuées, les *acnés de la nuque* (Voy. p. 78), dans le *rhinophyma* (nez bourgeonnant) (fig. 50 et 51), dans le *sycosis* (acné rebelle de la barbe), le radium peut obtenir dans certains cas des résultats particulièrement favorables.

Esthétique du visage. — Il résulte de ce qui précède qu'une foule de petites lésions qui déparent le visage, comme les productions épidermiques cornées, les plaies, les rougeurs inflammatoires telles que : cancroïdes, papillomes et verrues, angiomes, grains de beauté, chéloïdes, lupus, poils, acnés, couperoses, auxquels il faut ajouter l'eczéma et le psoriasis peuvent être très avantageusement et de façon commode traités par le radium, qu'on l'emploie seul ou combiné à d'autres moyens dermatologiques. Il ne faut pas oublier que quelques-unes de ces petites lésions sont d'ordre précancéreux (Voy. p. 32). Une mention toute particulière doit être faite des verrues planes juvéniles, qui en quelques cas disparaissent très rapidement.

Action analgésique et décongestionnante du radium. — Le radium a une action très certaine sur l'élément douleur (*névralgies, névrites, prurits, démangeaisons*), non seulement par son influence analgésique, mais souvent par ses propriétés décongestionnantes qui viennent s'y associer. Nous avons vu qu'il calmait dans certains cas les douleurs, si vives parfois, du cancer; il agit aussi sur les douleurs profondément situées (*névralgies sciatiques, gastriques*) et sur les terminaisons nerveuses de la peau, par conséquent sur les affections douloureuses et prurigineuses superficielles accompagnées ou non d'inflammation. C'est ainsi qu'ayant eu à traiter dès 1905 un cas de *névrite rebelle, suite de zona*, nous sommes parvenus à la dispa-

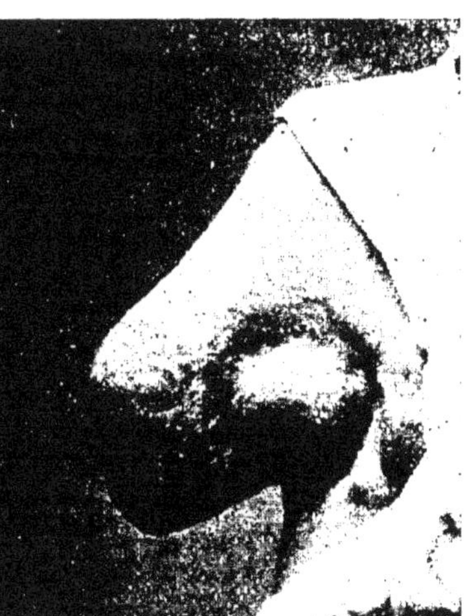

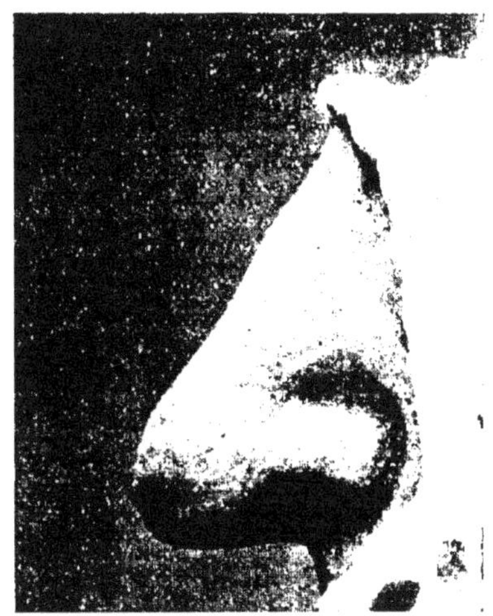

Fig. 50 et 51. — Photographies de moulages d'un rhinophyma (acné bourgeonnante du nez), avant et après le traitement.

rition des douleurs et que nous avons aussi pu traiter avec succès des *névrites de la lèpre*, des *névralgies intercostales*.

Eczéma chronique et névrodermite. — C'est du reste la connaissance de cette double propriété décongestionnante et analgésique du radium qui nous a conduits à employer le radium dans le traitement des névrodermites et des eczémas rebelles et prurigineux de la peau. Lorsque nous avons traité nos premiers cas de névrodermites (1905), il n'existait pas dans la littérature de faits analogues. Nous avons soigné actuellement deux cents cas environ d'eczéma chronique rebelle avec lichénification, et l'action du radium s'est presque toujours montrée très particulièrement favorable (eczéma de la face, des bras, des mains, des oreilles, des lèvres, des cuisses). Ces résultats sont confirmés par une très belle étude de Bayet.

Kératoses palmaires et plantaires. — Dans le même ordre d'idées nous avons soumis à l'influence du radium ces lésions rebelles, et avons obtenu des résultats très satisfaisants en poussant les doses jusqu'à la production d'un certain degré d'inflammation.

Hémorroïdes. — Sur les hémorroïdes douloureuses, l'emploi des appareils cylindriques, qu'on peut aisément introduire et maintenir dans l'ampoule rectale, détermine, à doses non irritantes et par action en profondeur, une sédation très nette des douleurs. Il se produit en même temps une diminution temporaire du paquet vasculaire hémorroïdaire.

Arthrites chroniques. — Arthrites blennorragiques. — Il est probable que c'est aussi pour ses doubles propriétés analgésiques et décongestionnantes qu'on peut employer l'action locale sédative très certaine du radium sur les arthrites chroniques et blennorragiques, soit par les méthodes radiantes, soit par les méthodes émanifères (Voy. p. 93) employées isolément ou combinées.

Action destructive du radium. — Nous avons souvent parlé de lésions qui, bien que très sensibles au radium et justiciables du mode de réaction électif, sont mieux et plus rapidement traitées par l'emploi de doses destructives, tels certains cancers superficiels de la peau. D'autres, très peu sensibles à l'action du radium, ne peuvent être traitées que par la destruction ; celle-ci, nous le rappelons, est très aisément supportée par les malades.

Nævi pigmentaires ; taches brunatres ; grains de beauté. — Les nævi pigmentaires ne sont pas terrain d'élection vis-à-vis du radium. C'est dire que, pour obtenir un résultat, il faut employer les doses inflammatoires. Pour cette raison, nous déconseillons de traiter les taches pâles, planes et dépourvues de poils.

Le radium est, au contraire, fort utile, s'il s'agit de *faire disparaître les poils* surtout blonds et légers qui couvrent souvent ces taches et si *la tache est surélevée, saillante*; on obtient alors et très commodément, sans déterminer de douleur, avec la disparition des poils qui se fait, elle, par action élective, le nivellement des saillies et la décoloration des taches, très colorées dans la proportion des trois quarts environ de leur pigmentation et parfois plus même.

Les *grains de beauté* saillants couverts de poils sont donc particulièrement justiciables du radium.

D'autres affections rebelles peuvent bénéficier de l'emploi du radium, certaines formes de *lichen corné* par exemple, d'*ichtyose*, de *kératose*. Nous connaissons un cas d'*enchondrome* des doigts et un cas de *papillome de la cornée* qui furent l'un et l'autre guéris par le radium (Lawrence, de Melbourne).

Les petits instruments du radium s'adaptent parfaitement au traitement des régions oculaires, conjonctivales, et les *tra-*

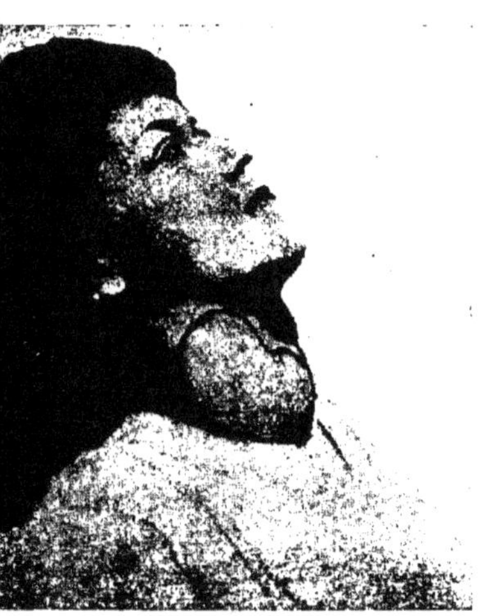

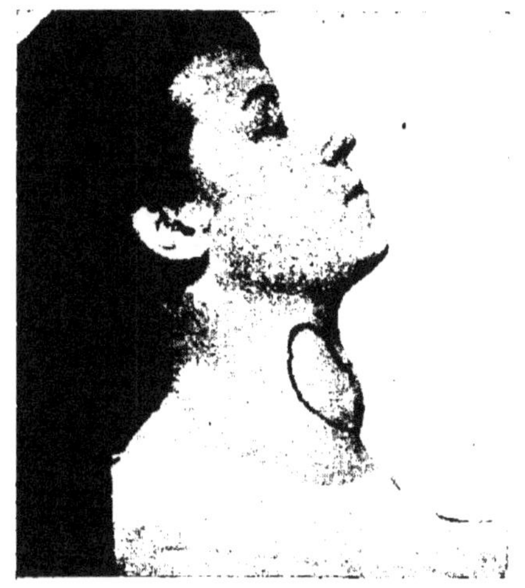

Fig. 52 et 53. — Goitre traité par introduction chirurgicale de tubes radifères. Guérison complète persistant depuis six ans. Cas du Dr Abbe (de New-York). Le trait indique les dimensions du lobe droit de la tumeur. Le lobe gauche, qui était atteint, s'est guéri dans les mêmes conditions.

chomes, les granulations des conjonctives, ces lésions relativement fréquentes et tenaces, cèdent le plus souvent à l'action des rayons.

Goitre. — Le radium a sur le goitre une action très certaine, comme nous avons pu plusieurs fois le constater.

Le cas représenté figures 52 et 53 a été traité en 1904 par le Dr Abbe (de New-York), par l'introduction de tubes de radium après incision profonde au bistouri, et la malade est restée depuis lors définitivement guérie. Nous avons aussi obtenu la réduction de plusieurs cas de goitre simple par application en feu croisé des appareils plats vernis à la surface de la tumeur.

Le radium en gynécologie. — Ainsi que nous l'avons vu dans notre chapitre relatif au *cancer de l'utérus*, la commodité de l'instrumentation permet à la radiumthérapie de réaliser dans la région utérine une irradiation plus complète que celle qu'exercent les rayons X; c'est pourquoi *le radium apparaît comme une arme précieuse entre toutes dans le cancer de l'utérus* (Voy. p. 63) ; il agit aussi et surtout par ses qualités hémostatiques et décongestionnantes sur les FIBROMES UTÉRINS, principalement ceux qui produisent des hémorragies abondantes, ceux qui sont situés dans la cavité utérine ou dans les parois de l'utérus (Oudin, Verchère, Chéron). Le rôle du radium dans les fibromes mérite une mention spéciale; utilisé avec discernement, il rend de précieux services. On peut, en effet, lorsque la tumeur est difficilement opérable, soit parce qu'elle est trop hémorragique, soit parce que le sujet est trop affaibli, faire intervenir avec avantage l'emploi du radium. Un tube placé au fond d'une sonde est facilement introduit dans la cavité utérine pendant qu'on peut agir extérieurement sur la paroi abdominale. Souvent il résulte de ces applications une diminution, puis même un arrêt des hémorragies. Ainsi la malade peut relever son état général et mieux se prêter à l'opération chirurgicale. Il arrive même que la tumeur diminue de volume dans des proportions suffisantes pour permettre de surseoir à toute extirpation. Lorsqu'il existe un certain degré d'inflammation péri-utérine, les rayons diminuent la congestion périphérique et rendent la tumeur plus mobile, partant plus opérable. Dans plusieurs cas de salpingite, on a obtenu des résultats très nets de sédation (Chéron, Fabre).

Le Dr Oudin a obtenu l'*arrêt des hémorragies* dans des cas où les écoulements ne semblaient pas liés à l'existence d'un fibrome. Dans plusieurs cas de MÉTRITES *rebelles et hémorragiques* très accentuées, nous avons abouti, dans notre service à Saint-Lazare, à des guérisons, en irradiant très fortement la muqueuse utérine avec un appareil cylindrique introduit dans la cavité du col.

Enfin nous avons observé que certaines *végétations confluentes* de la vulve, du fond du vagin, des culs-de-sac utérins, cèdent assez facilement à l'irradiation.

XI. — RÉSULTATS OBTENUS PAR L'EMPLOI DES MÉTHODES ÉMANIFÈRES (1).

Ces méthodes s'adressent surtout à la pathologie interne; elles sont très diverses et liées entre elles par le fait seul de l'emploi direct du gaz émanation, de la radio-activité induite qui en dérive et du rayonnement qui lui est propre, fait qui trace une démarcation très nette entre les méthodes émanifères et radiantes. Si, dans la plupart de ces méthodes émanifères, il y a dépense, déperdition de matière première et par conséquent l'obligation d'employer de faibles doses, par contre la présence active de l'émanation comporte un facteur thérapeutique tout à fait spécial. On a beaucoup étudié l'inhalation du gaz émanation en Allemagne, au cours de ces deux dernières années, et certains auteurs, même en France, ont conclu que, si les méthodes radiantes étaient surtout françaises, les méthodes émanifères étaient allemandes. Cette conclusion paraîtra fort exagérée pour ceux qui tiendront compte non seulement de l'inhalation, mais encore des injections, des substances médicamenteuses radifères, des lotions, des bains radifères, des boues actinifères, de l'ionisation, etc., toutes variétés de méthodes émanifères qui sont nées dans notre pays et y sont très particulièrement étudiées.

Émanation utilisée isolément. — L'émanation isolée a été employée en *injections gazeuses* dans les tumeurs (un cas de Sir Lauder Brunton, 1904); mais cette pratique ne semble pas avoir encore donné de suite.

Inhalation. — M. Armet de Lisle a construit, en 1904, un appareil destiné à recueillir l'émanation ; on peut utiliser cet appareil soit en faisant aspirer directement de l'émanation, le sujet étant placé à la tubulure de sortie, soit en plaçant le sujet dans une chambre close où on répand l'émanation selon des doses spéciales. Un mécanisme spécial a pour but de retirer l'acide carbonique et la vapeur d'eau de la respiration, et plusieurs personnes peuvent ainsi inhaler à la fois, plus ou moins longtemps selon les cas, des doses qui varient d'après la proportion d'émanation mélangée à l'air.

(1) Voy. p. 14.

C'est sur le modèle français précité (système de l'air barbotant à travers un liquide radifère et se chargeant d'émanation) que la plupart des appareils pour inhalation, en usage actuellement, ont été construits.

M. Danne vient de présenter à la Société de radiologie un nouvel appareil qui offre de sérieux avantages pour le traitement par inhalations. C'est le Pr Hiss (de Berlin) qui est le promoteur de cette méthode. Les résultats paraissent assez convaincants dans certains cas de *rhumatismes articulaires et musculaires, chroniques et subaigus*, dans quelques cas de *goutte* et de *diathèse urique*. D'autres lésions (névralgies sciatiques, affections catarrhales des voies respiratoires) auraient été aussi très favorablement influencées, mais le temps n'a pas encore prononcé son verdict à ce sujet, et nous préférons ne porter encore aucun jugement sur ces derniers faits. De toute façon, cette méthode a sur l'organisme une action générale de suractivité des échanges et agit surtout, dans les états *anémiques* et les *maladies chroniques, par ralentissement de la nutrition.*

Radio-activité induite employée directement sans présence de radium. — Substances radio-activées par radio-activité induite : Eaux minérales naturelles radio-actives et bains radio-activés artificiellement.

La plupart des eaux minérales qui ont été radio-activées au contact de l'émanation en traversant des couches souterraines radifères ne contiennent pas de radium ; elles offrent donc un excellent exemple de cette modalité thérapeutique. La radio-activité de ces eaux est naturellement passagère et ne peut être employée que sur place, près du griffon (1); il est fort probable que c'est grâce à la présence de leur radio-activité que ces eaux, soit en boissons, soit en bains, trouvent une part de leur valeur thérapeutique.

On peut, de façon très simple, radio-activer diverses substances, de l'eau par exemple.

On plonge dans une bouteille d'eau une cupule contenant un sel de radium insoluble ; on l'y laisse un temps donné en maintenant la bouteille bouchée. Pendant ce temps, l'eau se radio-active, par radio-activité induite au contact de l'émanation.

(1) C'est peut-être de la perte rapide de la radio-activité que dépend la différence des effets thérapeutiques de ces eaux minérales employées à la source ou après leur transport. Les eaux minérales radio-actives sont nombreuses. Parmi les plus riches, on compte : Bad-Gastein, Plombières, Cadellos, Bussang, Bains-les-Bains, Aix-les-Bains, Dax.

Puis on retire la cupule, et l'eau possède, mais pour un temps court, des propriétés radio-actives, sans cependant contenir de radium.

C'est suivant ce principe qu'on peut radio-activer toutes les substances pharmaceutiques ou autres, qu'elles soient liquides ou solides, organiques ou inorganiques. Telles sont les substances dites radio-activées.

Nous avons expérimenté avec peu de succès, en 1906, des eaux radio-activées, en injections cutanées, pour traiter des *nodules de lupus*, et sous-cutanées pour traiter des *lipomes*. Ces expériences étaient à faire ; elles sont les premières en date et ont montré du moins que l'organisme les supportait bien.

Mais cette méthode ne semble pas appelée à se développer, car les produits simplement radio-activés perdent trop vite leur radio-activité d'emprunt.

Rappelons toutefois qu'on peut, dans l'air liquide, concentrer l'émanation par condensation et obtenir en conséquence une radio-activation de durée plus longue et partant plus utilisable.

Émanation et radio-activité induite employée avec présence de radium. — SUBSTANCES RADIFÈRES. — La présence du radium alimentant constamment la production d'émanation fait, de cette troisième modalité de l'emploi de l'émanation, la plus importante.

Injections de sels solubles (Wickham et Degrais). — Nous avons pratiqué en 1906 les premières injections intradermiques de sels solubles pour traiter un malade atteint de lupus vulgaire chez lequel il y eut peu de résultat, et un cas de lupus érythémateux qui régressa rapidement. Dans la syphilis, l'un de nous (Wickham) a fait une série d'injections de solution soluble mêlée en proportion donnée à l'huile grise, sans en tirer au point de vue syphilitique de résultat notable ; mais il a constaté avec M. Jaboin le passage de la radio-activité dans les urines et la tolérance parfaite de l'organisme aux doses employées.

Comparées aux injections de sels insolubles qui conservent la radio-activité fort longtemps dans l'organisme, les injections de sels solubles, à la suite desquelles la radio-activité est vite éliminée, ont l'avantage — chez les sujets affaiblis par exemple — de permettre la cessation de la médication en cas d'intolérance (1).

(1) MM. JABOIN et BAUDOIN ont trouvé le moyen de conserver de façon indéfinie la radio-activité de certaines eaux minérales en leur incor-

INJECTIONS DE SELS INSOLUBLES; LEURS EFFETS GÉNÉRAUX. — C'est le sulfate de radium, sel insoluble, qui est employé pour préparer les solutions et substances radifères. Dominici et Faure-Beaulieu, promoteurs des injections de sels insolubles, ont montré que, injecté dans l'organisme des animaux ou de l'homme, le sulfate de radium est arrêté dans les tissus vivants, où il séjourne pendant une durée pouvant atteindre au moins soixante-sept jours. Ils ont obtenu de bons effets dans le traitement de certaines *tumeurs*, et surtout pour combattre les *douleurs* dont elles sont le siège.

Prenant ces expériences pour base, Chevrier a, de son côté, étudié les effets produits par les injections insolubles *sur la nutrition*, *sur le sang* et *sur la cholémie post-chloroformique* (1).

Il a trouvé que la radio-activation générale de l'organisme s'accompagnait d'une excitation des phénomènes de la nutrition.

Rénon et L. Marie ont obtenu une diminution des phénomènes douloureux dans un seul cas de pleurésie cancéreuse. Dans diverses maladies fébriles, l'emploi de ces injections ne leur a donné aucun résultat favorable.

EFFETS LOCAUX DES INJECTIONS INSOLUBLES. — En mai 1909, nous avons eu l'idée d'incorporer le radium insoluble dans des substances peu absorbantes, telles que la vaseline, dans laquelle on a ajouté de la paraffine pour élever légèrement le point de fusion.

Ainsi nous avons injecté sous des noyaux de tumeurs malignes

porant une quantité de bromure de radium dosée selon une formule de Rutherford; c'est ainsi qu'il existe, pour la boisson, une eau de Bussang radio-activée de façon permanente.

(1) DOMINICI, PETIT et JABOIN ont injecté dans le système sanguin d'un cheval une solution de sulface de radium et ont trouvé que, bien des mois après, le sérum du cheval était radio-actif. Ils ont entrepris des essais de l'action thérapeutique de ce sérum ; sa radio-activité, étant de fort courte durée, ne peut avoir d'action par elle-même, mais la portée de ces expériences est tout autre.

D'après CHEVRIER, il se peut que la radio-activation des antigènes, des anticorps, des sensibilisatrices, des compléments, sur l'utilisation desquels sont basées la plupart des recherches actuelles des laboratoires, crée des variations biologiques intéressantes ; de même la radio-activation du pouvoir toxique ou antitoxique, spontané ou provoqué, du sérum d'un animal pour un autre animal de la même espèce, ou d'une espèce différente, fera-t-elle découvrir des variations toxiques ?

C'est toute l'étude de la sérothérapie à reprendre après radio-activation des sujets en expérience.

une nappe de substance non absorbable à radio-activité permanente, dans le but de les attaquer par leur base, et nous avons placé simultanément des appareils sur la surface de ces noyaux.

Or, des éléments qui avaient résisté à l'application des appareils seuls ont cédé par la double action sous et sus-nodulaire.

Chevrier a étudié divers effets locaux produits par les injections de sels insolubles. Les résultats ont été négatifs dans plusieurs lésions, mais il a constaté de bons effets dans les inflammations blennorragiques et dans la cicatrisation. Il attribue un pouvoir d'excitation aux faibles doses de radium, d'où nocivité lorsque l'excitation est dangereuse et utilité dans le cas contraire. C'est dans le traitement du rhumatisme blennorragique que les injections de radium semblent avoir l'effet local le plus manifeste.

Soupault, en 1904 (Société médicale des hôpitaux), avait montré que l'application des appareils à radium produisait un excellent effet de sédation sur les arthrites gonococciques.

En 1905, ces recherches furent reprises (Wickham) et aboutirent aux mêmes résultats ; elles furent confirmées par Dominic et Gy (1907).

Il était naturel, dès lors, de songer à une sensibilité spéciale des gonocoques aux rayons ; pour s'en assurer, des recherches bactériologiques furent conduites simultanément sur des cultures de gonocoques et de staphylocoques (Wickham, juillet 1906).

Ces expériences montrèrent qu'une solution radifère, même très faible, avait une action retardante, non seulement sur les cultures mères, mais sur les réensemencements, alors que les rayons émis des appareils n'en avaient aucune.

Chevrier eut l'idée de porter précisément une solution radifère dans l'articulation même.

Dans plusieurs cas, aux doses de 20 à 40 microgrammes injectés dans l'articulation, les premiers résultats ont été la disparition rapide et totale de la douleur en vingt-quatre heures, et, par suite, la mobilisation plus facile du membre. Puis l'infiltration et l'œdème phlegmasique ont commencé à se résorber à partir du sixième jour. La précocité de la mobilisation semble prévenir l'ankylose si fréquente.

Dans les diverses cicatrisations, Chevrier a signalé aussi des effets favorables, excitants, dus aux injections de sels de radium insolubles. Des ulcérations à cicatrisation lente se sont rapidement fermées à la suite d'injections pratiquées sur toute leur périphérie.

Une fracture ayant reçu l'injection dans son foyer même

se consolida plus vite que d'habitude et avec disparition de l'œdème.

Les injections de sels insolubles dans certaines tumeurs ont amené la disparition ou l'atténuation des douleurs.

INGESTIONS DE SELS INSOLUBLES. — Il existe à la disposition des recherches médicales toute une série de médicaments contenant du radium; parmi ceux-ci, quelques-uns ont semblé devoir à l'adjonction du radium un accroissement de leurs propriétés thérapeutiques, entre autres la quinine et les ferments colloïdes radifères [Le Pileur (1905), Rigaud (1908)].

POMMADES, POUDRES ET LOTIONS RADIFÈRES. — Chevrier aurait obtenu de bons effets sur des plaies par l'application de pommades radifères et de poudres radifères (charbon, perborate de soude ou bicarbonate de soude) et de lotions. D'après cet auteur, « il se produit des améliorations notables, les plaies creuses bourgeonnent avec une grande rapidité, les bourgeons gris des plaies atones deviennent roses et vivants. L'épidermisation se fait avec une rapidité très grande.

BOUES RADIO-ACTIVES. — Les boues radio-actives sont analogues à celles qui sont utilisées dans certaines stations thermales; mais, d'après Claude, qui en a bien étudié l'action thérapeutique, elles sont d'activité globale à peu près cinquante fois plus forte.

Ces boues sont les résidus de traitement de minerais d'urane ; elles contiennent des traces d'actinium, d'où le nom de *boues actinifères* qu'on leur donne à juste titre.

En conservant les boues humides, on peut faire durer les applications plusieurs nuits et jours consécutifs, sans inconvénient.

Les boues ont été données aussi sous forme de bains (250 grammes de boue pour un bain de 200 litres) ou en applications locales.

Ces boues ont des indications thérapeutiques semblables à celles des boues thermales. Elles rendent service dans certains *rhumatismes chroniques déformants*, dans les *rhumatismes gonococciques, certaines névralgies et névrites*, et dans certaines *congestions inflammatoires, péri-utérines*, en *applications abdominales et intravaginales* (Chéron, Fabre).

IONOTHÉRAPIE. — En mars 1911, Haret, Danne et Jaboin, à la suite de travaux faits en partie à notre Laboratoire du radium, ont établi la possibilité d'introduire très profondément l'ion radium par électrolyse. De cette façon les éléments radium présents dans les tissus forment autant de foyers permanents de radio-activité. Cette méthode, étudiée au point de vue thérapeutique (Haret, Béclère, Dominici, Wickham et Degrais), a donné des résultats incontestables, et Haret a présenté des cas de *sarcome* rapidement réduits.

En résumé, ces méthodes sont, on le voit, très diverses et susceptibles de grands développements (1); elles peuvent être combinées aux méthodes radiantes ; un *cancer*, par exemple, peut bénéficier à la fois des injections locales, de l'ionisation et des applications des appareils à radium.

Leurs effets locaux se confondent un peu avec ceux obtenus avec les méthodes radiantes.

Leurs effets généraux sont fort intéressants et destinés à prendre une place en pathologie interne. Dans bien des cas nous avons remarqué, — à l'occasion de traitements un peu prolongés avec les rayons seuls du radium, — le relèvement de l'état général des sujets ; nous avons acquis la conviction que certaines des méthodes émanifères seront appelées à jouer un rôle sérieux dans ce domaine, et particulièrement dans les *anémies*, les *leucémies*, l'*arthritisme*, le *rhumatisme chronique* et la *goutte* (2).

On voit, par l'ensemble de ce qui précède, que la radiumthérapie offre, par la modalité si variée de ses applications, des ressources thérapeutiques qui s'adressent à un grand nombre de lésions. On comprendrait mal les raisons d'une action aussi étendue si l'on ne songeait pas que tout élément biologique, adaptant sa vie et son évolution à un milieu chimico-physique donné, puisse être modifié lorsque ce milieu change. Or le passage de la radio-activité dans les tissus semble précisément changer les conditions de ces milieux. C'est ce qui expliquerait, d'après nous, qu'aucun d'eux ne puisse échapper, au moins dans un certain degré, à l'influence des rayons et que *de nombreuses lésions, absolument différentes les unes des autres, puissent être favorablement modifiées* par le dosage bien approprié de l'irradiation.

(1) M. Bernheim et d'autres auteurs pensent, avec le Dr Szendeffy, auteur de la méthode, que le radium uni à l'iode donne par injection de bons résultats dans certaines formes de la tuberculose pulmonaire.

(2) Nous rappelons que Bouchard, Curie et Balthazard sont les premiers à avoir étudié chez les animaux, au point de vue de l'élimination par les poumons, la peau et les reins, les effets de l'émanation introduite dans l'organisme.

TABLE DES MATIÈRES

19-12. — CORBEIL. Imprimerie CRÉTÉ.

www.ingramcontent.com/pod-product-compliance
Lightning Source LLC
LaVergne TN
LVHW020033170826
845678LV00001B/234

* 9 7 8 2 3 2 9 7 2 9 5 9 6 *